中国中药资源大典
——中药材系列

中药材生产加工适宜技术丛书
中药材产业扶贫计划

甘草生产加工适宜技术

总 主 编　黄璐琦

主　　编　张春红　张　娜

副 主 编　李旻辉　青　梅　夏　远

U0297344

中国医药科技出版社

内 容 提 要

　　《中药材生产加工适宜技术丛书》以全国第四次中药资源普查工作为抓手，系统整理我国中药材栽培加工的传统及特色技术，旨在科学指导、普及中药材种植及产地加工，规范中药材种植产业。本书为甘草生产加工适宜技术，包括：概述、甘草药用资源、甘草栽培技术、甘草药材质量评价、甘草现代研究与应用等内容。本书适合中药种植户及中药材生产加工企业参考使用。

图书在版编目（CIP）数据

　　甘草生产加工适宜技术 / 张春红，张娜主编 . — 北京：中国医药科技出版社，2017.11

　　（中国中药资源大典 . 中药材系列 . 中药材生产加工适宜技术丛书）

　　ISBN 978-7-5067-9514-2

　　Ⅰ . ①甘… 　Ⅱ . ①张… ②张… 　Ⅲ . ①甘草—中药加工
Ⅳ . ① R282.71

　　中国版本图书馆 CIP 数据核字（2017）第 202464 号

美术编辑　　陈君杞
版式设计　　锋尚设计

出版　　中国医药科技出版社
地址　　北京市海淀区文慧园北路甲 22 号
邮编　　100082
电话　　发行：010-62227427　邮购：010-62236938
网址　　www.cmstp.com
规格　　710×1000mm　$^1/_{16}$
印张　　6¾
字数　　62 千字
版次　　2017 年 11 月第 1 版
印次　　2017 年 11 月第 1 次印刷
印刷　　北京盛通印刷股份有限公司
经销　　全国各地新华书店
书号　　ISBN 978-7-5067-9514-2
定价　　18.00 元

中药材生产加工适宜技术丛书
—— 编委会 ——

总 主 编 黄璐琦

副 主 编 （按姓氏笔画排序）

王晓琴	王惠珍	韦荣昌	韦树根	左应梅	叩根来
白吉庆	吕惠珍	朱田田	乔永刚	刘根喜	闫敬来
江维克	李石清	李青苗	李旻辉	李晓琳	杨 野
杨天梅	杨太新	杨绍兵	杨美权	杨维泽	肖承鸿
吴 萍	张 美	张 强	张水寒	张亚玉	张金渝
张春红	张春椿	陈乃富	陈铁柱	陈清平	陈随清
范世明	范慧艳	周 涛	郑玉光	赵云生	赵军宁
胡 平	胡本详	俞 冰	袁 强	晋 玲	贾守宁
夏燕莉	郭兰萍	郭俊霞	葛淑俊	温春秀	谢晓亮
蔡子平	滕训辉	瞿显友			

编 委 （按姓氏笔画排序）

王利丽	付金娥	刘大会	刘灵娣	刘峰华	刘爱朋
许 亮	严 辉	苏秀红	杜 弢	李 锋	李万明
李军茹	李效贤	李隆云	杨 光	杨晶凡	汪 娟
张 娜	张 婷	张小波	张水利	张顺捷	陈清平
林树坤	周先建	赵 峰	胡忠庆	钟 灿	黄雪彦
彭 励	韩邦兴	程 蒙	谢 景	谢小龙	雷振宏

学术秘书 程 蒙

本书编委会

主　编　张春红　张　娜

副 主 编　李旻辉　青　梅　夏　远

编写人员　（按姓氏笔画排序）

白小荣（内蒙古科技大学包头医学院）

毕亚琼（内蒙古自治区中医药研究所）

任　凯（内蒙古科技大学包头医学院）

那木汗（内蒙古科技大学包头医学院）

李旻辉（内蒙古科技大学包头医学院）

李紫岩（内蒙古科技大学包头医学院）

张　娜（内蒙古科技大学包头医学院）

张春红（内蒙古科技大学包头医学院）

青　梅（内蒙古医科大学）

夏　远（内蒙古医科大学）

夏　莹（内蒙古自治区中医药研究所）

徐建平（内蒙古科技大学包头医学院）

郭文芳（内蒙古自治区中医药研究所）

序

　　我国是最早开始药用植物人工栽培的国家，中药材使用栽培历史悠久。目前，中药材生产技术较为成熟的品种有200余种。我国劳动人民在长期实践中积累了丰富的中药种植管理经验，形成了一系列实用、有特色的栽培加工方法。这些源于民间、简单实用的中药材生产加工适宜技术，被药农广泛接受。这些技术多为实践中的有效经验，经过长期实践，兼具经济性和可操作性，也带有鲜明的地方特色，是中药资源发展的宝贵财富和有力支撑。

　　基层中药材生产加工适宜技术也存在技术水平、操作规范、生产效果参差不齐问题，研究基础也较薄弱；受限于信息渠道相对闭塞，技术交流和推广不广泛，效率和效益也不很高。这些问题导致许多中药材生产加工技术只在较小范围内使用，不利于价值发挥，也不利于技术提升。因此，中药材生产加工适宜技术的收集、汇总工作显得更加重要，并且需要搭建沟通、传播平台，引入科研力量，结合现代科学技术手段，开展适宜技术研究论证与开发升级，在此基础上进行推广，使其优势技术得到充分的发挥与应用。

　　《中药材生产加工适宜技术》系列丛书正是在这样的背景下组织编撰的。该书以我院中药资源中心专家为主体，他们以中药资源动态监测信息和技术服务体系的工作为基础，编写整理了百余种常用大宗中药材的生产加工适宜技术。全书从中药材

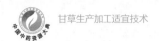

的种植、采收、加工等方面进行介绍，指导中药材生产，旨在促进中药资源的可持续发展，提高中药资源利用效率，保护生物多样性和生态环境，推进生态文明建设。

丛书的出版有利于促进中药种植技术的提升，对改善中药材的生产方式，促进中药资源产业发展，促进中药材规范化种植，提升中药材质量具有指导意义。本书适合中药栽培专业学生及基层药农阅读，也希望编写组广泛听取吸纳药农宝贵经验，不断丰富技术内容。

书将付梓，先睹为悦，谨以上言，以斯充序。

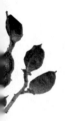

中国中医科学院　院长

中　国　工　程　院　院　士　　张伯礼

丁酉秋于东直门

总 前 言

中药材是中医药事业传承和发展的物质基础，是关系国计民生的战略性资源。中药材保护和发展得到了党中央、国务院的高度重视，一系列促进中药材发展的法律规划的颁布，如《中华人民共和国中医药法》的颁布，为野生资源保护和中药材规范化种植养殖提供了法律依据；《中医药发展战略规划纲要（2016—2030年）》提出推进"中药材规范化种植养殖"战略布局；《中药材保护和发展规划（2015—2020年）》对我国中药材资源保护和中药材产业发展进行了全面部署。

中药材生产和加工是中药产业发展的"第一关"，对保证中药供给和质量安全起着最为关键的作用。影响中药材质量的问题也最为复杂，存在种源、环境因子、种植技术、加工工艺等多个环节影响，是我国中医药管理的重点和难点。多数中药材规模化种植历史不超过30年，所积累的生产经验和研究资料严重不足。中药材科学种植还需要大量的研究和长期的实践。

中药材质量上存在特殊性，不能单纯考虑产量问题，不能简单复制农业经验。中药材生产必须强调道地药材，需要优良的品种遗传，特定的生态环境条件和适宜的栽培加工技术。为了推动中药材生产现代化，我与我的团队承担了农业部现代农业产业技术体系"中药材产业技术体系"建设任务。结合国家中医

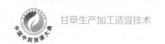

药管理局建立的全国中药资源动态监测体系，致力于收集、整理中药材生产加工适宜技术。这些适宜技术限于信息沟通渠道闭塞，并未能得到很好的推广和应用。

本丛书在第四次全国中药资源普查试点工作的基础下，历时三年，从药用资源分布、栽培技术、特色适宜技术、药材质量、现代应用与研究五个方面系统收集、整理了近百个品种全国范围内二十年来的生产加工适宜技术。这些适宜技术多源于基层，简单实用、被老百姓广泛接受，且经过长期实践、能够充分利用土地或其他资源。一些适宜技术尤其适用于经济欠发达的偏远地区和生态脆弱区的中药材栽培，这些地方农民收入来源较少，适宜技术推广有助于该地区实现精准扶贫。一些适宜技术提供了中药材生产的机械化解决方案，或者解决珍稀濒危资源繁育问题，为中药资源绿色可持续发展提供技术支持。

本套丛书以品种分册，参与编写的作者均为第四次全国中药资源普查中各省中药原料质量监测和技术服务中心的主任或一线专家、具有丰富种植经验的中药农业专家。在编写过程中，专家们查阅大量文献资料结合普查及自身经验，几经会议讨论，数易其稿。书稿完成后，我们又组织药用植物专家、农学家对书中所涉及植物分类检索表、农业病虫害及用药等内容进行审核确定，最终形成《中药材生产加工适宜技术》系列丛书。

在此，感谢各承担单位和审稿专家严谨、认真的工作，使得本套丛书最终付梓。希望本套丛书的出版，能对正在进行中药农业生产的地区及从业人员，有一些切实的参考价值；对规范和建立统一的中药材种植、采收、加工及检验的质量标准有一点实际的推动。

2017年11月24日

3

前　言

甘草野生资源主要分布在我国黄河以北的内蒙古、黑龙江、吉林、辽宁、甘肃、青海、新疆等地，曾经甘草的供应主要靠采挖野生甘草入药或出口，但随着国内外甘草需求量的不断增长，野生甘草资源日益枯竭，造成供需矛盾加剧，因此，在甘草适宜种植区域开发和推广高产优质的甘草生产加工适宜性技术是必要的。

根据2015年版《中华人民共和国药典》一部记载，供药用的甘草主要来源有3种，为豆科甘草属植物甘草*Glycyrrhiza uralensis* Fisch.、胀果甘草*Glycyrrhiza inflata* Bat.或光果甘草*Glycyrrhiza glabra* L.的干燥根和根茎。但因甘草*Glycyrrhiza uralensis* Fisch.分布广泛，生态适应性强，市场需求量大，成为广大科技工作者和药农普遍关注的对象。因此，本书各章的内容主要是针对甘草*G. uralensis* Fisch.进行阐述，若涉及其他两种药用甘草或其他甘草属植物时，会在文中做具体说明。

本书共分为5部分（第一章到第五章），第一章为概述，总体介绍本书中甘草药材所涉及的内容；第二章为甘草药用资源，主要叙述甘草药材的基原植物形态特征及分类检索、甘草商品产区及甘草生态型、生物学特性、地理分布、生态适宜分布区域和适宜种植区域；第三章为甘草的栽培技术，包括甘草特色栽培技术，套种技术以及采收和加工技术，其中，甘草特色栽培技术重点叙述内蒙古中西部地区和新疆北疆地区甘草栽培技术，具体包括甘草的种子、种苗繁育前处理、选地整地、播种育苗、田间管理、病虫害防治等；第四章为甘草药材质量，主要叙述甘草的本草考证、道地沿革、2015年版《中国药典》一部中对甘草的相关规定、目前产地市场和全国主要药材市场上甘草药材的商品规格等级；第五章为甘草的现代研究与应用，主要叙述近年来国内外学者对甘草化学成分、药理作用的研究成果以及目前甘草在医药、食品、保健品和化妆品、工业、饲料及畜牧业等领域的应用状况。此外，为了方便广大读者对本书的理解，我们以列表的形式对文中的术语进行了说明。

本书适合高校师生科研教学使用，也适合种植户在种植甘草时参考使用，希望本书能够给予广大读者一定帮助，但是鉴于编者水平有限，书中难免有欠妥之处，本书若有何不足之处敬请广大读者批评指正。

本书中收载的甘草栽培加工及相关技术，只起借鉴和指导作用，在实际生产中还应该因地制宜，切莫教条盲从。

最后，提醒广大药材种植户一点，中药材种植是阳光产业，但是也是高风险产业，在种植前一定要考察周详，先小规模试验，再扩大规模，避免盲从而造成不必要的损失。

编者

2017年4月

目　录

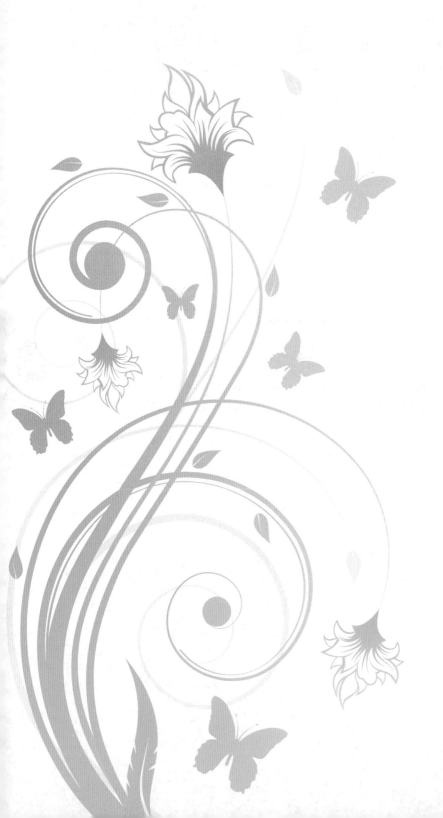

第1章

概　述

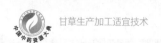

甘草*Glycyrrhiza uralensis* Fisch，又名乌拉尔甘草、国老（名医别录），甜草（东北、内蒙古），甜根子（陕西），被誉为药中之王，有"十方九草"之美誉，是常用大宗药材之一，也是世界自然基金全球14个重点保护物种之一，属二级保护品种。在我国最早的本草著作《神农本草经》中将甘草列为上品，在历代本草著作中也均有记载，可补脾益气，清热解毒，祛痰止咳，缓急止痛，调和诸药。

甘草是豆科甘草属多年生草本植物，入药部位为其根和根状茎，表面红棕色，甘草根长度可达1m，嚼之味甜而特殊。喜阴暗潮湿，日照长，气温低的干燥气候，多生长在干旱、半干旱的荒漠草原、沙漠边缘和黄土丘陵地带。

我国商品甘草主要来源于内蒙古、宁夏、甘肃和新疆等地的野生资源。近年来，随着国内外甘草需求量的增加，对野生甘草的超强度、掠夺性采挖，使野生资源遭到严重破坏，甘草主产区野生资源面积急剧下降，野生甘草资源已近枯竭，导致草地退化和沙化，植被覆盖度急剧下降，加剧了水土流失和土地的沙漠化。因此，为了保护野生甘草资源，急需发展甘草的人工种植，解决甘草资源利用和生态保护之间的矛盾，实现甘草野生资源可持续利用。

随着科学技术不断进步，医药学事业逐步发展，甘草的一些新功效正在逐步被挖掘出来，经现代研究表明甘草有诸多方面的药理作用：肾上腺皮质激素样作用、对消化系统的作用、抗病毒作用、抗菌作用、抗肿瘤作用、对免疫功能的影响、解毒作用、镇咳祛痰作用、降血脂及抗动脉粥样硬化作用、预防糖尿病并发症作用、抗利尿作用等。而甘草的这些药理作用与其所含的化学成分（黄酮类、三萜皂苷类、香豆素类、二苯乙烯类以及其他类成分等）是密切相关的。当然，甘草的应用不仅仅局限于医药学域，在食品领域、保健品和化妆品领域、工业领域、饲料及畜牧领域也有其独特的用途。由此可见，甘草资源的开发利用前景十分广阔。

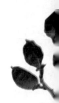

第2章

甘草药用资源

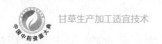
第一节　形态特征及分类检索

一、甘草形态特征

根据2015年版《中华人民共和国药典》一部记载，供药用的甘草主要来源有3种，为豆科植物甘草*Glycyrrhiza uralensis* Fisch.、胀果甘草*G. inflata* Bat.或光果甘草*G. glabra* L.的干燥根和根茎[1]。

甘草*G. uralensis* Fisch.，又称乌拉尔甘草（图2-1），多年生草本；根与根状茎粗壮，直径1～3cm，外皮褐色，里面淡黄色，具甜味。茎直立，多分枝，高30～120cm，密被鳞片状腺点、刺毛状腺体及白色或褐色的绒毛，叶长5～20cm；托叶三角状披针形，长约5mm，宽约2mm，两面密被白色短柔毛；叶柄密被褐色腺点和短柔毛；小叶5～17枚，卵形、长卵形或近圆形，长1.5～5cm，宽0.8～3cm，

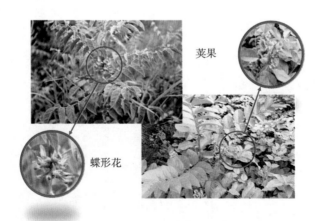

莢果

蝶形花

图2-1　甘草（乌拉尔甘草）*G.uralensis* Fisch.原植物图

上面暗绿色，下面绿色，两面均密被黄褐色腺点及短柔毛，顶端钝，具短尖，基部圆，边缘全缘或微呈波状，多少反卷。总状花序腋生，具多数花，总花梗短于叶，密生褐色的鳞片状腺点和短柔毛；苞片长圆状披针形，长3～4mm，褐色，膜质，外面被黄色腺点和短柔毛；花萼钟状，长7～14mm，密被黄色腺点及短柔毛，基部偏斜并膨大呈囊状，萼齿5，与萼筒近等长，上部2齿大部分连合；花冠紫色、白色或黄色，长10～24mm，旗瓣长圆形，顶端微凹，基部具短瓣柄，翼瓣短于旗瓣，龙骨瓣短于翼瓣；子房密被刺毛状腺体。荚果弯曲呈镰刀状或呈环状，密集成球，密生瘤状突起和刺毛状腺体。种子3～11，暗绿色，圆形或肾形，长约3mm。花期6～8月，果期7～10月[2]。

产自东北、华北、西北各省区及山东省。常生于干旱沙地、河岸砂质地、山坡草地及盐渍化土壤中。蒙古及俄罗斯西伯利亚地区亦有分布。

胀果甘草 *G. inflata* Bat.（图2-2）多年生草本，根与根状茎粗壮，外皮褐色，被黄色鳞片状腺体，里面淡黄色，有甜味。茎直立，基部带木质，多分枝，高

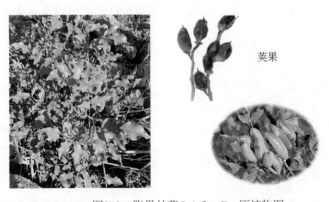

荚果

图2-2　胀果甘草 *G. inflata* Bat. 原植物图

50～150cm。叶长4～20cm；托叶小三角状披针形，褐色，长约1mm，早落；叶柄、叶轴均密被褐色鳞片状腺点，幼时密被短柔毛；小叶3～7（～9）枚，卵形、椭圆形或长圆形，长2～6cm，宽0.8～3cm，先端锐尖或钝，基部近圆形，上面暗绿色，下面淡绿色，两面被黄褐色腺点，沿脉疏被短柔毛，边缘或多或少波状。总状花序腋生，具多数疏生的花；总花梗与叶等长或短于叶，花后常延伸，密被鳞片状腺点，幼时密被柔毛；苞片长圆状坡针形，长约3mm，密被腺点及短柔毛；花萼钟状，长5～7mm，密被橙黄色腺点及柔毛，萼齿5，披针形，与萼筒等长，上部2齿在1/2以下连合；花冠紫色或淡紫色，旗瓣长椭圆形，长6～9（～12）mm，宽4～7mm，先端圆，基部具短瓣柄，翼瓣与旗瓣近等大，明显具耳及瓣柄，龙骨瓣稍短，均具瓣柄和耳。荚果椭圆形或长圆形，长8～30mm，宽5～10mm，直或微弯，二种子间膨胀或与侧面不同程度下隔，被褐色的腺点和刺毛状腺体，疏被长柔毛。种子1～4枚，圆形，绿色，径2～3mm。花期5～7月，果期6～10月[2]。

产自内蒙古、甘肃和新疆。常生于河岸阶地、水边、农田边或荒地中。哈萨克斯坦、乌兹别克斯坦、土库曼斯坦、吉尔吉斯斯坦和塔吉克斯坦也有分布[2]。

光果甘草*G. glabra* L.，又称洋甘草（图2-3），多年生草本，根与根状茎粗壮，直径0.5～3cm，根皮褐色，里面黄色，具甜味。茎直立而多分枝，高0.5～1.5m，基部带木质，密被淡黄色鳞片状腺点和白色柔毛，幼时具条棱，有时具短刺毛状腺体。叶长5～14cm；托叶线形，长仅1～2mm，早落；叶柄密被黄褐腺毛及长柔毛；小叶

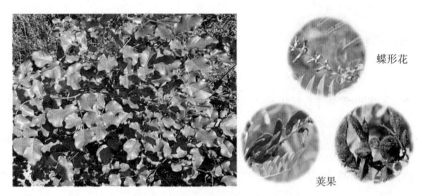

蝶形花

荚果

图2-3　光果甘草*G. glabra* L.原植物图

11～17枚，卵状长圆形、长圆状披针形、椭圆形，长1.7～4cm，宽0.8～2cm，上面近

无毛或疏被短柔毛，下面密被淡黄色鳞片状腺点，沿脉疏被短柔毛，顶端圆或微凹，

具短尖，基部近圆形。总状花序腋生，具多数密生的花；总花梗短于叶或与叶等长

（果后延伸），密生褐色的鳞片状腺点及白色长柔毛和绒毛；苞片披针形，膜质，长

约2mm；花萼钟状，长5～7mm，疏被淡黄色腺点和短柔毛，萼齿5枚，披针形，与

萼筒近等长，上部的2齿大部分连合；花冠紫色或淡紫色，长9～12mm，旗瓣卵形或

长圆形，长10～11mm，顶端微凹，瓣柄长为瓣片长的1/2，翼瓣长8～9mm，龙骨瓣

直，长7～8mm；子房无毛。荚果长圆形，扁，长1.7～3.5cm，宽4.5～7mm，微作镰

形弯，有时在种子间微缢缩，无毛或疏被毛，有时被或疏或密的刺毛状腺体。种子

2～8颗，暗绿色，光滑，肾形，直径约2mm。花期5～6月，果期7～9月[2]。

　　产自东北、华北、西北各省区。生于河岸阶地、沟边、田边、路旁，较干旱的盐

渍化土壤上亦能生长。欧洲、地中海区域、哈萨克斯坦、乌兹别克斯坦、土库曼斯坦、

吉尔吉斯斯坦、塔吉克斯坦、俄罗斯西伯利亚地区以及蒙古也有[2]。

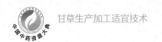

二、分类检索

豆科（Leguminosae）甘草属（Glycyrrhiza）植物为多年生草本，根和根状茎极发达，部分种类含甘草甜素。茎直立，多分枝。基部常木质，全体被鳞片状腺点或刺状腺体。叶为奇数羽状复叶；托叶2枚，分离，早落或宿存；小叶（3）5～17枚，全缘或具刺毛状的细齿。总状花序腋生；苞片早落；花萼钟状或筒状，膨胀或否，基部偏斜，萼齿5枚，上部的2齿部分连合；花冠白色、黄色、紫色、紫红色、旗瓣具短爪，翼瓣短于旗瓣，龙骨瓣连合；雄蕊（9+1）二体，花丝长短交错，花药2型，药室顶端连合；子房1室，无柄；含2～10个胚珠。荚果圆形，卵圆形、矩圆形至线形，少有念珠状，直或弯曲呈镰刀状至环状，扁或膨胀，被鳞片状腺点、刺毛状腺体、瘤状突起或硬刺，极少光滑，不裂或成熟后开裂。种子肾形。

全属约20种，分布遍全球各大洲，以欧亚大陆为多，又以亚洲中部的分布最为集中。我国有8种，主要分布于黄河流域以北各省区，个别种见于云南西北部。甘草属在中国植物志系统位置[2]：

被子植物门 Angiospermae

　双子叶植物纲 Dicotyledoneae

　　原始花被亚纲 Archichlamydeae

　　　蔷薇目 Rosales

　　　　蔷薇亚目 Rosineae

豆科 Leguminosae

蝶形花亚科 Papilionoideae

山羊豆族 Trib. Galegeae

甘草亚族 Subtrib Glycyrrhizinae

甘草属 Glycyrrhiza

甘草属植物分类检索表

1　荚果线形、长圆形或圆形，含种子2~8枚，外面被鳞片状腺点，刺毛状腺体或光滑，较

少有瘤状突起；小叶椭圆形、长圆形、卵形，较少披针形；根和根状茎含甘草甜素；

花粉粒圆三角形（甘草组Sect. Glycyrrhiza）。

2　荚果念珠状，光滑；小叶5~9枚；植株较矮，高10~30cm ···

·· **粗毛甘草 *Glycyrrhiza aspera* Pall.**

2　荚果扁平或膨胀，但不呈念珠状，外面被鳞片状腺点、刺毛状腺体或瘤状突起；小

叶椭圆形或长圆形，顶端锐尖或渐尖；植株较粗状，高30cm以上。

3　荚果膨胀，直，种子间不下凹，被褐色腺点 ··· **胀果甘草 *Glycyrrhiza inflata* Batal.**

3　荚果两侧压扁，在种子间下凹或之字形曲折；在背腹面直、微弯或弯呈镰刀状至环状。

4　小叶披针形或长圆状披针形；荚果直或微弯，光滑或具刺毛状腺体 ···············

······································· **光果甘草（洋甘草）*Glycyrrhiza glabra* L.**

4　小叶椭圆或长圆形。

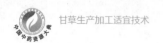

5 荚果弯曲成镰刀状或环状，在序轴上密生成球形果穗，除被刺毛状腺体外，尚有瘤状突起 ················· **甘草（乌拉尔甘草）** *Glycyrrhiza uralensis* Fisch.

5 荚果之字形曲折，形成长圆形的果穗，光滑或被疏散的白色茸毛 ················· ················· **无腺毛甘草** *Glycyrrhiza eglandulosa* X. Y. Li

1 荚果圆形、圆肾形或卵形，有种子2枚，外面被黄色刚硬的刺或瘤状突起；小叶披针形或长圆形，边缘具微小的刺毛状细齿；根和根茎不含甘草甜素；花粉粒近圆形（刺果甘草组 *Sect. Pseudoglycyrrhiza* E. A. Krug. ）。

6 荚果圆形或圆肾形，有瘤状突起；总状花序上的花不密集呈球状；小叶长圆形或披针形，顶端微凹或钝 ················· **圆果甘草** *Glycyrrhiza squamulosa* Franch.

6 荚果长卵形或卵圆形，被刚硬的刺；总状花序上的花密集呈球状或长圆状；小叶披针形，顶端渐尖。

7 总状花序长圆形；荚果卵圆形，顶端突尖，疏被刚硬刺 ················· ················· **刺果甘草** *Glycyrrhiza pallidiflora* Maxim.

7 总状花序近球状；荚果长卵形，顶端骤尖，密被刚硬刺 ················· ················· **云南甘草** *Glycyrrhiza yunnanensis* Cheng f. et L. K. Dai ex P. C. Li

三、甘草的商品名、产区及生态型

1. 甘草的商品名

梁外草：产于内蒙古伊克昭盟（今鄂尔多斯市）杭锦旗一带者。

王爷地草：产于内蒙古阿拉善左旗者。习惯认为梁外草及王爷地草品质最优，为道地药材。

西镇草：产于宁夏盐池、陶东、平罗一带。属于西草。

上河川草：产于内蒙古伊克昭盟达拉特旗（今鄂尔多斯市）一带者。属于西草。

边草：产于陕西北部靖边、定边一带者。属于西草。

西北草：产于甘肃民勤、庆阳、张掖、玉门等地者。属于西草。

下河川草：产于内蒙古包头附近的土默特旗，托克托和和林格尔等地者。属于西草。

东北草：产于内蒙古东部，赤峰、哲盟、呼盟等地者。属于东草。

新疆草：产于新疆者。属于西草。

皮甘草：又名带皮甘草、带皮草、皮草。为采收加工后保留栓皮者。

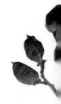

粉甘草：又名刮皮甘草，刮皮草，白粉草，粉草。为采收加工后刮去栓皮，切成长段者。

把甘草：为在加工过程中切成长段，扎成把者。

甘草节：又名粉草节、草节。为甘草根及根茎中充填有棕黑色树脂状物质的部分。

甘草头：又名疙瘩草、疙瘩头。为甘草根茎上端的芦头部分。

甘草梢：又名草梢、生草梢。为甘草根的末梢部分或细根。

无论哪种甘草，均以皮细而紧、质竖体重、红棕色、粉性大、甜味浓、干燥无杂质者为佳。

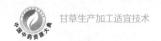

2. 甘草的商品产区

甘草商品按其质量和地理位置划分为三大品类和产区：

（1）东草区：一般指内蒙古东部的哲里木盟（今通辽）、呼伦贝尔盟及以东的辽宁、吉林和黑龙江的部分甘草产区。该区属中温带气候，植被为温带草甸类型，年降水250mm以上，生长的甘草色红味甜，虽然皮色和质地不如西草区好，但药用成分甘草酸含量较高。

（2）西草区：包括内蒙古西部的伊克昭盟、巴彦淖尔盟、阿拉善盟及甘肃东部、宁夏和陕西等黄河河套两岸与以西地区。该区也属中温带气候，但植被为温带干旱草原类型，年降水量只有250mm左右，蒸发量大，气候干燥，昼夜温差大，生长的甘草条粗细均匀、皮红紧细、粉足味甜，质量好，是最佳商品。

（3）西北草区：主要是新疆，其次包括甘肃西部和青海的甘草产区。该区的新疆南疆为温暖带极端干旱的大陆性气候，北疆和其他地区为中温带气候。植被类型多为温带荒漠，少有温带草原，年降水量多在250mm以下，甘草生长发育所需的水分几乎完全依靠地下水供给和冰雪融化后的水，生长的甘草一般根深2～3m，最深达7～8m，许多原生草生长百年以上，根部高度木质化而内部腐朽中空。因气候差异较大，甘草质量优质差异很大。

3. 甘草的生态型

生长在不同生态环境中的甘草根和根茎的分布、形态、生理和性状有显著不同，可根据差异将甘草分为3种生态型：

（1）沙地甘草　内蒙古杭锦旗是沙地甘草的主产区之一。沙地生长的甘草水平根茎发达，延伸范围广，呈不规则放射状，在母株周围较大范围内形成数量不等的支株（20余株）组成的地下网络。随着覆沙厚度的增加，形成2～3层的根茎层，主根和侧根不发达，不定根数量较多，根头一般在地面下50～100cm，甚至深度可达200cm。

沙地甘草以根茎为主，根茎具潜伏芽或芽痕，圆柱形，体形通直，敲之声脆，皮棕红至暗红色，横生环状皮孔及浅纵皱纹，断面黄色致密，口面稍外翻，质地沉实，放入水中下沉或没于水面之下，粉性大，甜味特殊。

（2）梁地甘草　内蒙古鄂托克前旗和杭锦旗都生长有梁地甘草。梁地生长的甘草根茎不发达，支株少，延伸范围窄，主根发达却不均匀，上粗下细，根头在地面以下20～30cm。

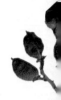

梁地甘草以主根为主，皮呈棕黄色至暗棕色，体形和外表与沙地甘草相似，断面的口面平坦少外翻，质地沉实，放入水中下沉或没于水面之下，粉性不及沙地甘草，甜味特殊。

（3）滩地甘草　内蒙古鄂托克前旗是滩地甘草的主产区之一。滩地甘草水平根茎多而粗壮，延伸范围广，支株多（可达40余株），一般在地面以下20～30cm，主根不发达呈叉状。

滩地甘草以根茎为主，体形多弯曲，下端常分枝，皮棕褐色，断面的口面微凹，质地沉实性不够，放入水中时一般浮于水面，粉性小，味甜而略带苦味。

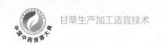

第二节　生物学特性

甘草为豆科甘草属多年生草本植物，地上植株一般高30～100cm，当年出生的幼苗多形成单叶及具有2个小叶组成的复叶，两年生以上的甘草就全是奇数羽状复叶，甘草是深根性植物，根系非常发达，主根粗壮，在地下可深达3.5m以下。甘草根茎有顶芽和侧芽，顶芽可连续生长，并能向周围空地水平延伸生长成新的植株。

一、种子的萌发特性

甘草种子为肾圆形的硬实性种子，种皮透水性差，在自然条件下，种子的萌发率很低（<10%），栽培时应预先进行处理。甘草种子大小和千粒重因产地不同而有所差异，一般越干旱的地区种子越小，千粒重越轻。

甘草种子发芽率随贮藏期延长而降低。秋季采种后立即播种，发芽率高于贮藏的种子。甘草种子经人工处理播入土壤后，温度15～30℃，土壤水分7.5%以上适宜种子萌发。通常15～20℃，10～15天即可发芽。

二、根的生长发育特性

甘草在物质积累和生长速度上，地上部分的增长远小于地下部分的增长，甘草一般在每年的5～7月，以地上部分生长为主，根系生长特别是主根增粗缓慢；8～9月份甘草地上茎生长减缓，而主根生长增粗很快，因此，9月份以前不宜割草，否则会影响主根生长。

一年生甘草的根主要是伸长生长，根增粗不明显，根深可达50～60cm，根头粗0.45～0.89cm；二年生甘草的根水平生长明显，根增粗较快，根深可达70～80cm，根头粗1.3～2.8cm；三年生甘草生长量大，根深可达100cm；四年生根深可达120cm；五年生根深可达150cm。甘草生长3年以后，根增粗相对缓慢，但甜味和有效成分积累增加。

三、根茎的生长发育特性

1．地下根茎的生长发育特性

地下根茎是甘草生长繁殖的营养器官，甘草幼苗根头茎的两侧各有一芽，一年生甘草根头处可产生1～6条长短不一的根茎，二年生甘草根头处可产生10条左右根茎。根茎上有节，节上可产生芽，芽可形成新的根茎。根茎在地下有两种生长状态：垂直生长（直立根茎）和水平生长（横走根茎）。横走根茎的长短因水分、盐分和土壤质地而不同，其分布深度，也因甘草的种类和生境而不同。横走根茎先端及新形成根茎的先端有时可钻出地面，形成新的地上茎。

2．地上茎的生长发育特性

甘草是子叶出土类型，播种后先长出2枚子叶，待3～4枚真叶长出后，子叶枯萎。一年生植株小叶数3～9枚，到秋季植株高可达30～50cm，至10月上中旬开始枯萎死亡。第一年秋季形成的更新芽在第二年春天萌发，幼芽出土后若条件适宜，半个月就可生长到30cm，二年生植株复叶的小叶3～5枚，长至秋季，植株高可达50～100cm，在垂直根茎上端再次形成更新芽。第3年开春更新芽继续萌发，形成新

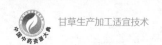

的地上茎，长至秋季，植株高可达75～150cm，以后每年如此反复。

甘草根茎萌发力强，在地下呈水平方向延伸，一株甘草数年可生长出新植株数十株，垂直根茎和水平根茎均可产生不定根，一般深2m，最长可达10m以上。不定根的生长情况、分布深度取决于气候、土壤条件和地下水位的深浅。

四、花和果的生长发育特性

甘草的开花日期因地域而不同，一般在6月份前后。甘草是自花授粉，当花各部分成熟后，花序上的小花由基部向上依次开放，暴露出花药和柱头，花药风干后开裂，授粉开始。随后子房膨大，花冠脱落，花萼变成棕红色，宿存，柱头脱落，子房柄延长超出萼筒。盛花期约30天，每朵花从开放到受精再到凋谢需15天左右，随后形成幼果。幼果开始时为绿色，8月中旬到9月中旬成熟，此时荚果变干，变为棕色，种子成熟。人工种植的甘草，通常生长到3～4年部分植株才开始开花结实。在大多数情况下，在甘草自然分布区种植的甘草生长到5～6年才大量开花结实，但这样的开花结实只是部分植株地下茎长出来的，而从根头长出的地上茎并不开花结实，野生甘草也同样存在这种情况，因此，人工种植甘草，六年以后采挖药用米黄色主根，甜味加浓，主根可达到国家一级收购标准。

五、甘草的物候期

野生甘草和人工种植甘草，其生长发育在一年之中随季节的变化，有秩序地发生返青、萌发、放叶、分枝、孕蕾、开花、结实、枯黄、休眠等过程，这种物候现象年度之间基本一致。甘草物候期，反映了它在某一生长地区的生长发育规律，掌握环境条件与甘草生长发育关系的规律，有助于采取有效的农业技术措施，获得较好的生产效益。

1. 野生甘草的物候期

根据研究人员对内蒙古自治区西南部伊克昭盟鄂托克前旗的野生甘草生长过程的观察统计说明：野生甘草的返青期一般从5月1日开始，持续13～15天；分枝期持续16～20天；孕蕾期持续20～27天；开花期一般从7月1日开始，持续15～26天；结实期从8月1日前后开始，持续14～30天；随后进入枯黄期，持续30～35天；转入休眠期。整个生育期150～170天。不同生态型野生甘草的物候期略有不同，沙地甘草各生育期均早于梁地甘草和滩地甘草。

2. 种植甘草的物候期

内蒙古自治区伊克昭盟（今鄂尔多斯市）杭锦旗种植的甘草从移苗到出苗需30天，返青期一般在5月初，当气温大于21℃，降雨量增多时，甘草进入分枝盛期，枯黄期出现在9月底至10月初，从出苗到枯黄为130～140天，植株全部枯黄后进入休眠期。

甘肃武威市石羊河林场是甘肃省人工种植甘草的主产区之一，该地种植的甘草地上部分每年秋末枯萎，已根和根茎在土中越冬。第二年5月上旬根茎上的芽萌发返青，6月份气温达到25～30℃时植株快速生长，现蕾期6月下旬，盛花期7月上旬，果期8月上旬，荚果成熟期8月下旬。夏季气温大于35℃时植株生长缓慢，秋后气温低

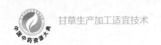

于15℃时叶片开始变黄并脱落，10月下旬叶片全部脱落，第二年春天继续发芽生长。

山东省黄河三角洲地区人工种植的甘草一般在4月中旬芽萌发返青，现蕾期5月初，盛花期6月初，果期7月初，种子成熟期8月初。当气温达25～30℃时甘草生长最快，大于35℃生长缓慢，秋天气温低于15℃叶片变黄，并逐渐脱落，11月中旬叶片全部脱落，第二年春继续发芽生长发育。由于该地区气温高于内蒙古和甘肃等地，甘草的返青期和开花结果期均早20天左右，而落叶枯萎期晚20天左右，并且种植的第一年不开花，第二年部分植株会开花，第三年大量开花结实。

六、甘草对环境条件的要求

甘草多生长在干旱、半干旱的砂土、沙漠边缘和黄土丘陵地带，干燥草原及向阳山坡，在引黄灌区的田野和河滩地里也易于繁殖，适应性强，抗逆性强。

甘草喜光照充足、降雨量较少、夏季酷热、冬季严寒、昼夜温差大的生态环境，具有适应性强、喜光、耐旱、耐热、耐寒、耐盐碱和耐贫瘠的特性，根系发达，生命力旺盛，生长期长，植被覆盖度高、防风固沙作用大、经济价值高、改造利用荒漠土地效果好，不与农业争水、争地、争肥等特点，是荒漠、半荒漠地区优良的固沙改土植物和经济药材，适宜在土层深厚、土质疏松、排水良好的砂质土壤中生长[3]。

1. 甘草抗寒性和耐热性

甘草常呈区域性分布，因其种类不同，生态适应幅度较宽。甘草生长区域气候变化较大，夏季酷热，冬季严寒，昼夜温差大，均为极端大陆性气候。例如在气候严寒的新疆阿勒泰地区，甘草在无人管理的情况下，仍可自然生长连成一片；在气候酷热的吐鲁番盆地，甘草也能长得很好，由此可见，甘草的抗寒性和耐热性都极强。

2. 甘草耐旱性和适水性

甘草抗旱性能强，因其叶片多腺鳞，叶内有多数大型黏液细胞，表皮细胞具树脂物团块，植株可随干旱程度的增加而变小，减少水分消耗，有庞大的地下根系可吸收地下水。

种植甘草对水分要求比较严格，种子萌发期和幼苗期不耐旱，在成苗期后才耐旱，要想获得高产，必须有水灌溉，但水分不宜过多，地表淹水、表土长期积水和土壤过湿，容易诱发病害，引起甘草根茎的腐烂，甚至植株的死亡。

3. 甘草抗盐性和耐碱性

甘草抗逆性强，对土壤要求不太严格，多适应腐殖质含量高的砂壤土、砂土条件。甘草生长pH值通常在7.8~8.2，最低7.2，最高8.7，甘草是钙质土壤的指示植物，对一般土壤的适应性很强，条件较差的二潮地，盐碱地，光板地也可种植，而在以上层覆盖砂较厚，下层土壤较为黏重的地块生长较好。

第三节　地理分布

甘草属植物广泛分布于北半球寒温带、暖温带、干旱和半干旱地区（北纬36º~57º，东经0º~126º），少数几个种分布在南半球的智利和澳大利亚。乌拉尔甘草和光果甘草是本属植物分布区域最大的广布种。乌拉尔甘草从中亚、西西伯利亚经中国西北、华北、东北至东西伯利亚、贝加尔湖沿岸，亚洲中部古老而干旱的高原是其分布的中心地带。光果甘草广布于欧亚大陆，从南欧、地中海北部沿岸、北非、西西伯利亚、中国新疆至甘肃疏勒河中下游[4]。

《中国植物志》记载甘草属植物有20多种，大部分分布于欧亚大陆，以亚洲中部最为集中，中国是甘草属植物分布最多的国家共有8种，分布于黄河流域以北各省。

甘草分布主要趋向于热量条件高、日照时数长、年太阳总辐射量高、具有一定的降水量、大风日数较多的低纬度高海拔地区。因此，甘草分布区绝大多数都处在温带的干旱、半干旱以及半湿润的气候区内，在不同地区适于甘草生长的土壤类型有很大差异。甘草生长的土壤质地多为砂质壤土、砂质黏壤土、壤质黏土，土壤的pH值多在7.0～9.0之间，说明甘草属于碱性土植物。甘草分布区的无霜期平均为155日，年均温度3～10℃，90%以上的分布县市≥10℃的积温在2300℃以上。我国甘草随着气候带的延伸，主要分布于北纬36°～50°、东经75°～123°的区域内，呈东西长南北短的带状分布，包括新疆、内蒙古、甘肃、宁夏、青海、陕西、山西、河北北部、辽宁、吉林、黑龙江西部和山东，几乎横跨整个东北、西北和华北地区。甘草分布区的范围较广，总体温度水平变化是呈西高东低，南高北低的趋势。分布区的平均风速为2～4m/s，大风日数多在8～60天的范围内。分布区的蒸发量比较大，在1400～2500mm之间，分布区的年均降水量平均为320mm，蒸发量是降水量的6～7倍，分布区的干燥指数都较大，说明甘草的分布区多为荒漠与半荒漠地区。甘草分

布区的年日照时数在2228～3538小时范围内，分布区的平均年日照时数是2859小时，平均每天日照为7.8小时，平均年太阳总辐射量是136kcal/cm^2，说明甘草是对日照时数和太阳辐射量要求均较高的植物。

乌拉尔甘草在我国分布最广，广泛分布在我国西北干旱区域的温带荒漠区域和温带草原区域，随着气候带的延伸，呈东西长、南北较窄的带状分布，是一个从75.95°E到125.98°E，纬度从35.5°N到48.08°N的狭长地带，跨越了我国新疆、内蒙古、甘肃、宁夏、青海、陕西、山西、河北、辽宁、吉林、黑龙江等11个省市自治区的255个县市。

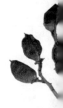

西起新疆北疆的额尔齐斯河流域和南疆的塔里木河流域，从阿勒泰，经塔城、克拉玛依、博乐、伊犁、石河子、昌吉、哈密、吐鲁番、库尔勒、阿克苏到巴楚、喀什、和田都有分布，但以北疆为主；再经青海柴达木北部，向东南进入甘肃河西走廊，沿疏勒河、弱水流域，经酒泉、张掖、民勤，进入鄂尔多斯市库布齐沙漠的杭锦旗和毛乌素沙地鄂托克前旗，以及宁夏的灵武、盐池、同心，陕北无定河流域的定边、靖边、横山、榆林等地，然后进入内蒙古腾格里沙漠的阿拉善盟、巴彦淖尔盟的磴口县到达黄河河套地区；延伸到东北的科尔沁草原，直抵松花江流域和嫩江流域的齐齐哈尔、大庆和三肇地区。在我国，甘草分布区的最西端是新疆克孜勒苏州阿克陶县，最东端是黑龙江绥化市的肇东和吉林松原市的扶余，最北端是新疆阿尔泰地区的哈巴河县和黑龙江齐齐哈尔市的甘南县，最南端为甘肃平凉市的平凉县。

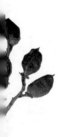

西北：在新疆有78个甘草分布区，整个北疆地区几乎都有甘草的分布，如阿尔泰地区、塔城、伊犁地区等；南疆则主要分布在南疆西部的阿克苏地区、喀什地区、克孜勒苏州；东疆的吐鲁番和哈密地区也有分布。在甘肃有18个甘草分布区，集中在河西走廊一带和甘肃东部的平凉、庆阳。在青海有11个甘草分布区主要集中在青海的东部，即海东地区、黄南藏族自治州和海南藏族自治州。宁夏有15个甘草分布区。在陕西有15个甘草分布区主要在陕北的榆林和延安地区。

华北：在内蒙古西部主要集中在阿拉善盟、巴彦淖尔盟、鄂尔多斯（原伊克昭盟）的部分旗县，在内蒙古东部地区主要集中分布在锡林郭勒盟、赤峰、通辽和兴安盟的部分旗县，共46个甘草分布区，包括：土默特左旗、托克托、和林格尔、清水河、包头、固阳、赤峰、阿鲁科尔沁旗、巴林左旗、巴林右旗、林西、克什克腾旗、翁牛特旗、敖汉旗、通辽、科尔沁左翼后旗、开鲁、库伦旗、奈曼旗、扎鲁特旗、达拉特旗、准格尔旗、鄂托克前旗、鄂托克旗、杭锦旗、乌审旗、伊金霍洛旗、临河、五原、磴口、兴和、凉城、察哈尔右翼中旗、丰镇、科尔沁右翼中旗、锡林浩特、阿巴嘎旗、苏尼特左旗、西乌珠穆沁旗、镶黄旗、正镶白旗、正蓝旗、多伦、阿拉善左旗、阿拉善右旗、额济纳旗均有甘草分布；在山西有30个甘草分布区，分别为太原、清徐、阳曲、古交、天镇、广灵、灵丘、浑源、左云、大同、朔州、山阴、应县、右玉、怀仁、寿阳、太谷、平遥、介休、定襄、静乐、原平、吉县、乡宁、隰县、蒲县、文水、交城、石楼、汾阳。在河北有11个甘草分布区，主要集中在河北西北部的张家口地区和北部的承德地区。

而其中的鄂尔多斯市西部高原有数万公顷的以乌拉尔甘草为优势种的植物资源群落，是我国传统甘草药材"西草"的主产地，誉称为"中国甘草的故乡"。由此向北跨越黄河，经包头、呼和浩特、乌兰察布盟及山西、河北北部到内蒙古东部赤峰市和科尔沁沙地、西拉木伦河流域。以内蒙古东部区的赤峰、敖汉、翁牛特等地为中心，又有成片较密集的野生乌拉尔甘草群丛分布，是我国传统甘草药材"东草"的主产地。由此经哲里木盟奈曼、辽宁省的朝阳、北票往北，沿松辽平原西侧的通辽、白城、镇赉，直抵松嫩草原北端松花江流域和嫩江汇合处的黑龙江省的泰来、杜伯尔特、安达、大庆、齐齐哈尔以及三肇地区的肇源、肇州和肇东，这是我国乌拉尔甘草最东北的分布边缘。这里的野生甘草商品资源已开发殆尽，年生产量已不能满足本地药用的需要，急需建立人工栽培的甘草商品生产基地[4]。

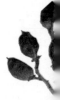

东北：甘草在东北地区的分布多为黑龙江、吉林、辽宁与内蒙古相邻的县市。黑龙江有11个甘草分布区：齐齐哈尔、龙江、泰来、甘南、大庆、肇州、肇源、林甸、杜尔伯特、安达和肇东；吉林有11个甘草分布区：农安、双辽、前郭尔罗斯、长岭、乾安、扶余、白城、镇赉、通榆、洮南、大安；辽宁有8个甘草分布区：康平、新民、黑山、阜新、彰武、朝阳、建平、北票。

胀果甘草的自然分布区主要集中在新疆和甘肃的河西走廊一带。分布范围经度从75.18°E到98.92°E，纬度从36.87°N到43.60°N的一个近长方形地带，南北纬度的跨越比甘草缩小了6°，而东西经度的跨越则远远小于甘草。在新疆，胀果甘草主要集中分布在南疆和东疆，塔里木河、和田河以及孔雀河等河流的沿岸，如和田、喀什、

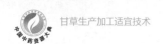

克孜勒苏、阿克苏、巴音郭楞、吐鲁番、哈密的44个县市均有分布。胀果甘草分布

区的东界到达甘肃省的金塔、酒泉等地。新疆的叶尔羌–塔里木河流域有大面积的以

胀果甘草为优势种的甘草群落，是我国甘草蕴藏量、产量最高的地区，也是甘草制

品工业的主要原料供应基地。

光果甘草主要分布在新疆维吾尔自治区内，分布范围经度从76.16°E到90.35°E，

纬度36.87°N到47.7°N。南北纬度的跨越与甘草、胀果甘草相似，而东西经度的跨越

比胀果甘草还小2个跨度。光果甘草在新疆的北疆、东疆及南疆都有分布。如北疆的

塔城、伊犁地区；南疆的喀什、和田、阿克苏、巴音郭楞地区；东疆的吐鲁番地区，

共涉及新疆维吾尔自治区内的31个县市。但在东疆的哈密地区以及北疆的阿勒泰地

区没有发现分布[5]。

第四节　甘草生态适宜分布区域与适宜种植区域

影响甘草分布的首要因子是热量因子，其次是地理因子，然后是光照因子、降

水因子和风况因子。吕颖[5]采用TCMGIS–I系统对甘草、胀果甘草、光果甘草3种药

用甘草适宜区进行分析，得出甘草在全国的适宜分布区包括北京、天津、河北、山

西、内蒙古、辽宁、吉林、黑龙江、山东、河南、陕西、甘肃、青海、宁夏、新

疆等15个省市的696个县市（表2–1），全国适宜种植甘草的区域面积的总和可达

1 533 228平方公里，适宜分布区向东、向南扩展了许多，河南、山东也有不少地区适

合甘草的生长，这为甘草的引种栽培提供了更为广泛的选择区域。适宜胀果甘草生长的分布区涉及新疆、甘肃、内蒙古三省区的113个县市，全国适宜种植胀果甘草的区域面积可达406 541.6平方公里。除新疆、甘肃外，内蒙古的中西部也可成为胀果甘草的适宜分布区。适宜光果甘草生长的分布区涉及新疆、甘肃、内蒙古三省区的111个县市，全国适宜种植光果甘草的区域面积可达435 097.6平方公里。光果甘草原主要分布在新疆，通过TCMGIS–I系统的适宜性分析，光果甘草的适宜分布区可扩展到甘肃、内蒙古，这为在新疆之外引种栽培光果甘草从生态适宜的角度提供了科学依据。

表2–1　甘草适宜区分布表

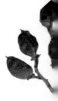

序号	省市名	适宜产地县市数	适宜产地县市名称
1	北京	8	昌平区、顺义区、通州区、大兴区、平谷区、怀柔区、密云区、延庆区
2	天津	1	蓟县
3	河北	40	唐山市、丰润县、滦县、迁安县、迁西县、遵化县、玉田县、秦皇岛市、青龙满族自治县、昌黎县、抚宁县、卢龙县、张家口市、宣化县、承德市、承德县、三河县、平山县、易县、涞源县、阜平县、张北县、康保县、沽源县、蔚县、阳原县、怀安县、万全县、怀来县、涿鹿县、赤城县、崇礼县、宽城满族自治县、兴隆县、平泉县、滦平县、丰宁满族自治县、隆化县、围场满族蒙古族自治县
4	山西	98	太原市、清徐县、阳曲县、娄烦县、古交县、大同市、阳泉市、平定县、盂县、长治市、长治县、潞城县、襄垣县、屯留县、平顺县、黎城县、壶关县、长子县、武乡县、沁县、沁源县、晋城市、沁水县、阳城县、高平县、陵川县、朔州市、山阴县、阳高县、天镇县、广灵县、灵丘县、浑源县、应县、左云县、右玉县、大同县、怀仁县、忻州市、定襄县、五台县、原平县、代县、繁峙县、宁武县、静乐县、偏关县、汾阳县、文水县、交城县、孝义县、兴县、临县、柳林县、石楼县、岚县、方山县、离石县、中阳县、交口县、榆次市、榆社县、

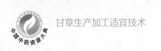

序号	省市名	适宜产地县市数	适宜产地县市名称
4	山西	98	左权县、和顺县、昔阳县、寿阳县、太谷县、祁县、平遥县、介休县、灵石县、临汾县、霍州市、翼城县、襄汾县、洪洞县、古县、安泽县、浮山县、吉县、乡宁县、蒲县、大宁县、永和县、隰县、汾西县、运城市、永济县、芮城县、临猗县、万荣县、新绛县、稷山县、河津县、闻喜县、夏县、平陆县、垣曲县
5	内蒙古	87	呼和浩特市、土默特左旗、托克托县、包头市、土默特右旗、固阳县、乌海市、赤峰市、阿鲁科尔沁旗、巴林左旗、巴林右旗、林西县、克什克腾旗、翁牛特旗、喀喇沁旗、宁城县、敖汉旗、海拉尔市、满洲里市、扎兰屯市、牙克石市、阿荣旗、莫力达瓦、额尔古纳右旗、鄂伦春自治旗、鄂温克族自治旗、新巴尔虎左旗、新巴尔虎右旗、阿巴尔虎旗、乌兰浩特市、科尔沁右翼前旗、科尔沁右翼中旗、扎赉特旗、突泉县、通辽市、霍林郭勒市、科尔沁左翼中旗、科尔沁左翼后旗、开鲁县、库伦旗、奈曼旗、扎鲁特旗、二连浩特市、锡林浩特市、阿巴嘎旗、苏尼特左旗、苏尼特右旗、东乌珠穆沁旗、西乌珠穆沁旗、太仆寺旗、镶黄旗、正镶白旗、正蓝旗、多伦县、集宁市、丰镇市、武川县、和林格尔县、清水河县、卓资县、化德县、商都县、兴和县、凉城县、察哈尔右翼前旗、察哈尔右翼中旗、察哈尔右翼后旗、达尔罕茂明安联合旗、四子王旗、东胜市、达拉特旗、准格尔旗、鄂托克前旗、鄂托克旗、杭锦旗、乌审旗、伊金霍洛旗、临河市、五原县、磴口县、乌拉特前旗、乌拉特中旗、乌拉特后旗、杭锦后旗、阿拉善左旗、阿拉善右旗、额济纳旗
6	吉林	54	长春市、农安县、德惠县、双阳县、九台市、榆树市、吉林市、永吉县、舒兰县、磐石县、蛟河市、桦甸市、四平市、梨树县、伊通满族自治县、双辽市、公主岭市、东丰县、通化市、通化县、辉南县、柳河县、梅河口市、集安市、浑江市、抚松市、白城市、洮南市、扶余市、大安市、长岭县、前郭尔罗斯、镇赉县、通榆县、乾安县、延吉市、图们市、敦化市、珲春市、龙井市、和龙县、汪清县、安图县
7	辽宁	43	沈阳市、新民市、辽中县、大连市、新金县、庄河县、瓦房店市、鞍山市、台安县、海城市、抚顺市、抚顺县、新宾满族自治县、清原满族自治县、本溪满族自治县、桓仁满族自治县、丹东市、凤城满族自治县、岫岩满族自治县、东沟县、宽甸满族自治县、锦州市、锦县、北镇满族自治县、黑山县、义县、营口市、盖县、阜新市、阜新蒙古族自治县、彰武县、辽阳市、辽阳县、灯塔县、盘锦市、盘山县、铁岭市、西丰县、昌图县、康平县、法库县、铁法市、开原市、朝阳市、朝阳县、建平县、凌源县、喀喇沁左翼、北票市、锦西市、绥中县、建昌县、兴城市

续表

序号	省市名	适宜产地县市数	适宜产地县市名称
8	黑龙江	71	哈尔滨市、呼兰县、阿城市、齐齐哈尔市、龙江县、讷河县、依安县、泰来县、甘南县、杜尔伯特、富裕县、林甸县、克山县、克东县、拜泉县、鸡西市、鹤岗市、萝北县、绥滨县、双鸭山市、集贤县、大庆市、伊春市、嘉荫县、铁力市、佳木斯市、桦南市、依兰县、桦川县、宝清县、汤原县、饶河县、抚远县、友谊县、同江市、富锦市、七台河市、勃利市、牡丹江市、宁安县、海林县、穆棱县、东宁县、林口县、虎林县、绥芬河县、密山市、双城市、尚志市、宾县、五常县、巴彦县、木兰县、通河县、方正县、延寿县、绥化县、肇东市、海伦市、望奎县、兰西县、青冈县、肇源县、肇州县、庆安县、明水县、绥棱县、北安市、嫩江县、德都县、逊克县
9	山东	30	济南市、章丘市、长清县、平阴县、淄博市、沂源县、滕州市、安丘市、临朐县、昌乐县、高密县、五莲县、青州市、诸城市、邹县、微山县、汶上县、泰安市、肥城县、东平县、莱芜市、新泰市、邹平县、临沂县、莒南县、莒县、沂水县、蒙阴县、费县、沂南县
10	河南	20	荥阳县、巩县、偃师县、孟津县、新安县、宜阳县、洛宁县、林县、鹤壁市、淇县、卫辉市、辉县市、博爱县、沁阳市、三门峡市、渑池县、陕县、灵宝县、卢氏县、义马市
11	陕西	57	长安县、蓝田县、周至县、户县、铜市、耀县、宜君县、宝鸡市、宝鸡县、凤翔县、岐山县、眉县、陇县、千阳县、凤县、太白县、三原县、泾阳县、乾县、礼泉县、永寿县、彬县、旬邑县、淳化县、渭南市、韩城市、华阴市、华县、潼关县、蒲城县、澄城县、白水县、合阳县、富平县、留坝县、商州市、洛南县、丹凤县、延长县、延川县、子长县、安塞县、吴旗县、川县、龙县、鼓陵县、榆林市、神木县、府谷县、横山县、靖边县、定边县、绥德县、米脂县、佳县、吴堡县、子洲县
12	甘肃	63	兰州市、永登县、皋兰县、榆中县、嘉峪关市、金昌市、永昌县、白银市、靖远县、会宁县、景泰县、天水市、清水县、甘谷县、武山县、张家川、玉门市、酒泉市、敦煌市、金塔县、肃北蒙古族自治县、阿克塞哈萨克族自治县、安西县、张掖市、肃南裕固族自治县、民乐县、临泽县、高台县、山丹县、武威市、民勤县、古浪县、天祝藏族自治县、定西县、渭源县、临洮县、武都县、宕昌县、成县、康县、文县、西和县、礼县、两当县、徽县、泾川县、华亭县、庄浪县、西峰市、庆阳县、环县、合水县、宁县、镇原县、临夏县、康乐县、永靖县、广河县、和政县、东乡族自治县、积石山保安族东乡族、舟曲县、迭部县

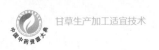

序号	省市名	适宜产地县市数	适宜产地县市名称
13	青海	23	西宁市、大通回族土族自治县、平安县、民和回族土族自治县、乐都县、湟中县、湟源县、互助土族自治县、化隆回族自治县、循化撒拉族自治县、海晏县、刚察县、同仁县、尖扎县、共和县、同德县、贵德县、兴海县、贵南县、海西蒙古族藏族自治州、格尔木市、德令哈市、都兰县
14	宁夏	16	银川市、永宁县、贺兰县、石嘴山市、平罗县、陶乐县、惠农县、吴忠市、青铜峡市、中卫县、灵武县、盐池县、同心县、固原县、海原县、西吉县
15	新疆	85	乌鲁木齐市、克拉玛依市、吐鲁番市、鄯善县、托克逊县、哈密市、巴里坤哈萨克自治县、伊吾县、昌吉市、米泉县、呼图壁县、玛纳斯县、奇台县、阜康县、吉木萨尔县、木垒哈萨克自治县、博乐市、精河县、温泉县、库尔勒市、轮台县、尉犁县、若羌县、且末县、焉耆回族自治县、和静县、和硕县、博湖县、阿克苏市、温宿县、库车县、沙雅县、新和县、拜城县、乌什县、阿瓦提县、柯坪县、阿图什市、阿克陶县、阿合奇县、乌恰县、喀什市、疏附县、疏勒县、英吉沙县、泽普县、莎车县、叶城县、麦盖提县、岳普湖县、伽师县、巴楚县、塔什库尔干、和田县、墨玉县、皮山县、洛浦县、策勒县、于田县、民丰县、奎屯市、伊宁市、察布查尔锡伯、霍城县、巩留县、新源县、昭苏县、特克斯县、尼勒克县、塔城市、额敏县、乌苏县、沙湾县、托里县、裕民县、和布克赛尔、阿勒泰市、布尔津县、富蕴县、福海县、哈巴河县、青河县、吉木乃县、石河子市

参考文献

［1］国家药典委员会. 中华人民共和国药典（一部）［M］. 北京：中国医药科技出版社，2015：86.

［2］中科院中国植物志编辑委员会. 中国植物志［M］. 北京：科学出版社，1998，42（2）：167–174.

［3］安芝文，蔺海明. 甘草标准化生产技术［M］. 北京：金盾出版社，2008.

［4］周成明，弓晓杰. 甘草［M］. 北京：中国农业出版社，2010.

［5］卢颖. 基于GIS技术的药用甘草适生环境及其影响因子的分析［D］. 北京：北京中医药大学，2007.

第3章

甘草栽培技术

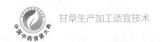

第一节 内蒙古中西部地区甘草的栽培技术

一、选地与整地

选择地下水位较低，排水良好，土壤微碱性，土层深厚，灌溉便利的砂质壤土。不宜选黑土地、黄土地、白浆土、洼地、排水不良的背阴坡或有其他高秆作物遮光的地块。

种植甘草的土地最好在前一年秋季深耕1次，耕深不小于35cm。春季整地之前施足基肥，每亩施腐熟的有机肥2000kg，过磷酸钙50kg，可加适量草木灰，将基肥混匀后撒于地面，再深耕1次，耕翻40cm左右，将地耙细整平，待播种（图3-1）。

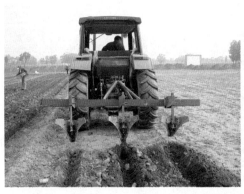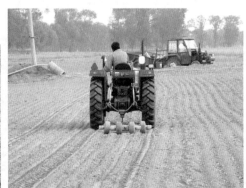

图3-1 整地

二、种子处理

甘草种子比较坚硬，种皮透水性差，自然条件下萌发率低，在选择种子做播种材料时，首先要选择籽粒饱满、无虫蛀、无腐烂的当年种子，其次要对种子进行预处理。种皮处理方法包括：①电动碾米机打磨2次磨破种皮；②将种子放入45℃的温水中浸泡10小时。然后用50%辛硫磷乳油0.25kg，拌种100kg。

三、播种

甘草种子的适宜发芽温度为20～25℃，以4月中上旬为最佳播种期，此期间播种，气温适宜，出苗全，产量高。甘草的播种方式主要有大田直播和育苗移栽有两种方式。

1. 大田直播

生产上可采用穴播、撒播、条播3种播种方式，可根据地形地貌、气候和土壤条件的不同选择。其中采用播种机条播效果最好，播种量、播种深度、均匀度容易控制，出苗比较均匀，便于中耕除草和施肥，以行距30～40cm，沟深2～3cm，播种量每亩2.5～3kg为宜。此外也可采用平畦条播，按行距25cm，沟深1.5～2cm，将种子均匀撒入沟内，然后覆薄细土，播种量每亩1.5～2kg为宜，当苗高8～10cm时，需以株距3～5cm定苗。一般，直播后3年即可收获（图3-2）。

2. 育苗移栽

育苗：选择地势平坦，具备灌溉排水条件，交通方便，熟化土层厚，结构疏松、通透性良好，无病虫害史的砂壤土进行育苗，育苗播种前对土壤进行杀虫处理，在整地前撒入土中。育1亩的苗木，可满足8～10亩大田的定植，用精选过的优

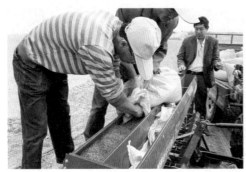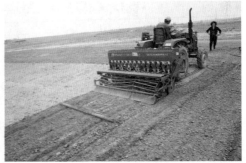

图3-2　大田直播

质种子10kg，于4月中上旬在选好的土地上施肥、耕细耙匀后，按行距10～15cm，开2～3cm的浅沟，均匀地将种子播在沟内，覆土镇压，7～10天出齐苗，秋末根苗长达30～40cm，达移栽标准。种苗要求移栽前一天开始起苗，先贴苗垄开一深沟，挖到甘草苗根下端，顺垄逐行采挖，起出的甘草苗要分级扎捆，每捆200根（图3-3）。

移栽：适宜移栽的时间为早春萌发期和深秋休眠期，可选择春季移栽或秋季移栽。春栽应在4月中下旬土壤解冻后，返青前起苗移栽；秋栽在9月底10月初上冻之前起苗移栽。通常本地育苗多选择春季移栽，苗子壮，成活率高；异地购买种苗多

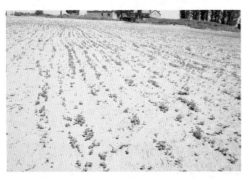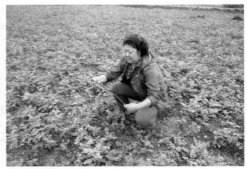

图3-3　育苗移栽

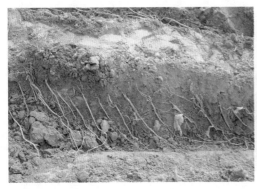
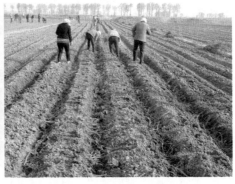

a　　　　　　　　　　　　　　b

图3-4　移栽
a 斜栽　b 平栽

选择秋季移栽，可防止由于温度升高在运输过程中种苗发芽，从而影响移栽成活。在选好的土地上，耕细耙匀后，按行距30cm，开深10～15cm的沟，把甘草苗芦头以上的茎枝剪去，剪断主根根尖，去除适量侧根，按株距15～20cm把苗根依次斜摆放沟内，填土、镇压、浇水，7～10天出苗，一般，移栽后2年即可收获，产量效益普遍高于种子直播（图3-4）。

四、田间管理

1. 灌水

直播：土壤湿度对甘草生长影响较大，应视土壤墒情确定灌水时间和灌水量。通常定苗后灌第1次水，苗高10cm左右灌第2次水，如遇降水可适当减少灌溉次数，秋季雨水较多时要注意排水（图3-5）。

移栽：种苗应适时灌水，通常苗出齐后灌第1次水，苗高7～10cm灌第2次水，分

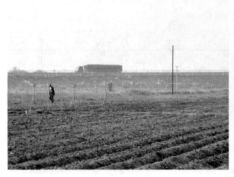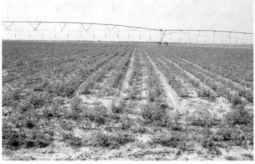

图3-5　灌溉

枝期灌第3次水。出苗期注意板结，需除草松土做到早除、勤除。

2. 中耕除草

播种保持适宜密度，出苗后及时间苗及除草，保持合理的密度，每年中耕除草3次以上，第2年从返青到春季甘草旺盛生长期，可进行1～2次中耕除草，中耕宜浅不宜过深，以免根系受到损伤，影响甘草生长。第3年一般可进行1次中耕除草，如果杂草危害不重也可不进行中耕除草（图3-6）。

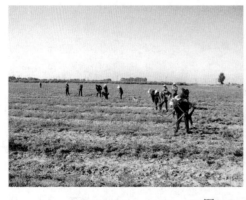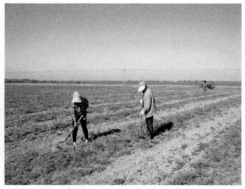

图3-6　中耕除草

3．施肥

春季整地之前施足基肥，每亩施优质农家肥2000～3000kg，复合肥15kg，尿素10kg，混匀后撒于地面，深翻于地下；第一年苗期随苗期灌水追施氮肥和磷肥；第二或三年每年于甘草发芽之前追施磷肥和钾肥，采用开沟法于行间施肥，深2～5cm，施肥后覆土灌水。

五、病虫害防治

应贯彻"预防为主，综合防治"的植保方针，通过选用抗性品种，培育壮苗，加强栽培管理，科学施肥等栽培措施，综合采用农业防治、物理防治、生物防治，配合科学合理地使用化学防治，将有害生物危害控制在允许范围以内。农药安全使用间隔期遵守GB/T8 321.1-7，没有标明农药安全间隔期的农药品种，收获前30天停止使用，农药的混剂执行其中残留性最大的有效成分的安全间隔期。甘草病虫害主要有锈病、褐斑病、白粉病、蚜虫红蜘蛛及胭脂蚧等。

1．锈病

病原体：担子菌亚门，单胞菌属真菌。

发生条件：温暖潮湿，种植过密。

主要表现：叶、茎发黄，严重时致使叶片脱落。

防治措施：依据早发现早防治的原则。突出适期早用药，在发病初期选用50%多菌灵可湿性粉剂600倍液，或甲基硫菌灵（70%甲基托布津可湿性粉剂）1000倍液，

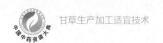

或75%代森锰锌络合物800倍液等保护性杀菌剂喷雾防治。发病后选用戊唑醇（25%金海可湿性粉剂）或三唑酮（15%粉锈宁可湿性粉剂）1000倍液，或25%丙环唑200倍液，或40%福星（氟硅唑）5000倍液，或25%腈菌唑3000倍液等治疗性杀菌剂喷雾防治。

2．褐斑病

病原体：半知菌亚门，尾孢属真菌。

发生条件：温暖潮湿环境。

主要表现：夏秋季节常见的叶部病害，可使叶片中央变为灰褐色，边缘褐色至枯萎。

防治措施：

（1）化学防治同锈病防治措施。

（2）农业防治

①加强田间管理：合理密植，培育壮株，增加株间通风透光性。

②施肥：以有机肥为主，注意氮、钾、磷配方施肥，合理补施微量元素，不要偏施氮肥。

③实行轮作：与禾本科作物轮作。

④清理田园：秋季收获后集中处理病株残体，减少病源。

3．白粉病

病原体：半知菌。

发生条件：温度16～24℃。

主要表现：叶片、叶柄，表面如覆白粉，后期致使叶黄。

防治措施：农业防治同褐斑病，化学防治同锈病。

4．蚜虫、蝉虫及红蜘蛛

主要表现：夏季蚜虫和蝉虫多群集嫩芽、嫩叶上吸食汁液，使芽梢枯萎，嫩叶卷缩（图3-7）。

防治措施：常用20%高效溴氰菊酯乳油2000倍液或毒辛喷雾防治；夏末秋初常发生红蜘蛛虫害，可用10%吡虫啉可湿性粉剂1500倍液喷雾防治。

5．胭脂蚧

主要表现：种植3年以上的甘草易被侵染胭脂蚧（图3-8），根会出现胭脂红色汁液而腐烂，致使地上部长势衰弱，甚至全株干枯死亡。

防治措施：可于春季根部喷施40%水胺硫磷乳油1000倍液，秋季地面喷施50%辛硫磷乳油800倍液或10%克蚧灵1000倍液防治。

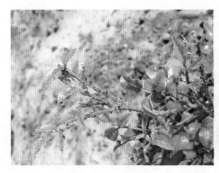

图3-7 甘草蚜虫

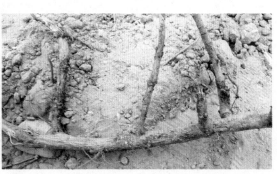

图3-8 甘草胭脂蚧

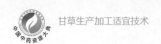

第二节　新疆北疆地区甘草的种植技术

一、选地整地

甘草的种植选择土层深厚、肥沃、疏松透气、排水良好、地下水位1.5m以下，内无板结层，pH值6.5～7.5的砂质土壤最适宜。同时避开内涝、土质黏重、中度以上的盐碱地、遮阴地及排水不良的地块。在播种之前要进行精细整地，达到齐、平、松、碎、深、匀、墒等质量要求。

二、种子选择与处理

同内蒙古中西部地区甘草种子处理方法。

三、播种与保墒

新疆人工种植甘草的播种期选择5月上旬，播种前一周进行灌水保墒，播种深度为2～3cm，每穴播5～8粒，穴距10～15cm，行距30cm，亩播量1.2～1.5kg，亩保苗2万～2.5万株[1]。

新疆为大陆性气候，存在"无春"和"倒春寒"现象，播种期墒情的控制是关键。滴灌技术，灌溉效能高，机械化程度高，用水量仅为漫灌用水的1/3，喷灌用水的3/5。因此，甘草除人工种植外，还可采用地膜覆盖结合滴灌的技术，选择甘草膜下播种机，将铺膜、铺滴灌带和播种同时完成。机播双膜宽幅460cm，单幅宽205cm，透光面185cm，行间隔45cm，滴灌带每膜铺设4条，播种速度可达每天8～10公顷。

四、除草

采用封闭作业和地膜覆盖结合滴灌的技术，可遏制原生草害的形成与危害。土壤封闭作业有三种方式：播前土壤处理，播后苗前土壤处理，苗后土壤处理。理想的土壤封闭除草剂为每亩用48%的广灭灵乳油65ml和88%的卫农乳油200ml，兑水30L喷于土表，再做药土混匀处理，可有效防除田间多种禾本科杂草和阔叶杂草[2]。

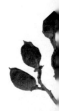

五、田间管理

1. 查苗补种，适时灌水

甘草播种后13～15天开始出苗，对播后17天出苗差的地块要进行补种。甘草苗后长至约3cm高时根据土壤墒情进行灌水，以后浇水的间隔期可适当掌握在10天左右[2]。

2. 适当间苗，合理追肥

甘草幼苗长至4～6片复叶时，结合中耕除草，每亩用5kg尿素和20kg磷酸二铵，进行间开沟追肥，追肥深度为10cm左右。在甘草长至株高8～10cm时进行中耕施肥，每亩追施尿素15kg，同时对出苗较密的地块进行间苗，按10～15cm株距留健壮苗。

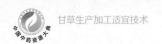

3．防治病虫草害

（1）根腐病、褐斑病、锈病

防治原则：每亩50%多菌灵可湿性粉剂100g、75%代森锰锌可湿性粉剂40g，加尿素50g、磷酸二氢钾100g，兑水15kg喷雾。

（2）小地老虎幼虫、蚜虫

防治原则：切碎的鲜草按1%的比例掺入2.5%敌百虫粉剂撒入田间，于傍晚每隔一定距离撒一小堆；每株蚜量达5头以上时可每亩用40%的氧乐果乳油100ml兑水20L，进行喷雾。

（3）禾本科杂草或阔叶杂草

防治原则：在杂草的3～5叶期，每亩用12.5%的拿捕净乳油100ml、25%的虎威乳油45ml，兑水15L，进行茎叶处理。

六、成株期栽培管理

甘草生长的中后期（7月中旬以后），抗旱能力逐步增强，浇水间隔期可适当延长。

防治病虫草害：

1．菟丝子

主要表现：橙黄色的丝状物缠绕在植株的主茎和分枝上，后期植株生长严重受阻，普遍瘦小。

防治方法：甘草始花期或菟丝子转株危害期，每亩用48%的地乐胺乳油100～

200ml，兑水30L，喷雾进行茎叶处理。

2．红蜘蛛

主要表现：叶片黄萎脱落，植株早衰。

防治原则：每亩用"虫螨克"30ml和40%乐果乳油40ml，兑水30L喷雾。

七、甘草栽培第二、三年田间管理

1．控水施肥

甘草栽培第二、三年，其抗旱能力明显增强，在灌水技术上应坚持适量轻灌的原则。每年浇水3～4次，开春后5月上旬苗期浇第一次水，6月中旬开花期浇第二次水，并结合浇水亩施二铵15kg，尿素15kg，7月上旬结果期浇第三次水，越冬前浇最后一次水，即进行秋灌保墒。

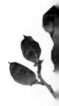

2．病虫草害防治

甘草生长的第二、三年，杂草（菟丝子除外）对其生长影响较小，可不进行防治。对病虫草害的防治工作可参照甘草栽培当年的方法，注意对农药进行合理的轮用和混用，在保证防治效果的同时，防止病虫产生抗药性。

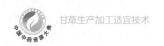

第三节　套种技术

一、甘草与黄豆套种

该技术主要适用于内蒙古东部地区、新疆北部地区和东北三省的部分甘草和黄豆的种植区域，主要参考了新疆伊犁地区甘草和黄豆套种的相关种植技术。

甘草第一、二年可与粮食作物黄豆等套种，不但扩大产值，黄豆的根系还能固氮，增加土壤中氮的含量，有利于甘草生长，黄豆收获时还不破坏土壤表面，保护了甘草的根系。甘草与黄豆套种有两种方式：甘草育苗套种黄豆和甘草移栽套种黄豆。

甘草育苗套种黄豆的播种时间一般在4月中下旬至5月上旬，采用机械条播，先播黄豆，播深4～5cm，每亩用种6～7kg，行距40～50cm，然后播种甘草，播深2cm，每亩用种6～7kg，行距30cm。

甘草移栽套种黄豆在4月中下旬至5月上旬进行，用单犁将甘草苗挖出，及时移栽，行距30cm，开10～15cm沟，把甘草平栽在沟里，甘草头与头的距离5cm，平栽后覆土。甘草移栽完后，进行黄豆播种，播种量每亩4～5kg，播种行距50cm左右，可人工播种或机械播种。

9月份黄豆成熟及时采用人工方法收获，收后加强甘草田间管理，入冬前把甘草地上部分收割做饲草，第三年加强甘草田间管理，不套种黄豆，及时浇水、施肥、除草，秋季机械采挖甘草[3]。

二、甘草与金银花套种

该技术主要适用于部分甘草和金银花的种植区域，主要参考了山东菏泽地区甘草和金银花套种的相关种植技术。

采用适当扩大行距、缩小株距的栽培方法对金银花进行穴栽，在其行距内套种周期较短、株型矮小的甘草，达到以药养花、以短养长的目的。

在选好的地块上施肥，耕细耙匀，按2m宽作高畦，畦与畦之间，作宽30cm、深10cm的浅沟，在沟内每隔100cm挖一深30cm的方穴，穴内栽花苗两棵，填土踏实，浇水。亩栽金银花330穴，共栽660棵，栽后15天保持土壤湿润，然后在金银花行距空处套种甘草。

金银花生长前期套种甘草，通过对甘草的施肥、浇水管理，金银花从中得到了充足养分而旺盛生长。第一年每亩可采收金银花20kg。第二年亩采收金银花60kg，再加上套种甘草的收入，效益相当可观。第三年金银花进入了丰产期，亩产干花150～200kg。同时其行内形成了一定的荫蔽度，此时可套种喜湿、耐阴的半夏[4]。

三、甘草与孜然套种

该技术主要适用于新疆和甘肃河西走廊一带的甘草和孜然种植区域，主要参考了甘肃瓜州地区甘草和孜然套种的相关种植技术。

甘草和孜然都喜温喜光，耐旱怕涝，适于同期生长。但当年甘草地上部分发育

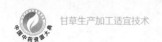

慢，根系发育快，而孜然根系浅，地上部分生长快，所以两者套种能提高光热资源的利用效率和土壤的增产潜力。

4月中下旬将甘草和孜然种子按3∶1的比例混合，拌入适量细沙纵横交叉均匀撒播2次，然后覆细砂1～2cm，播种后灌水。机播采用播种机纵横交叉条播2次，行距为13～15cm，播种深度1.5～2.5cm，播后及时浇水保墒。播种量为每公顷种植甘草45kg、孜然15kg。

孜然幼苗3～4片叶后及时间苗，苗距4～6cm，甘草秧苗15cm高时进行间苗，苗距10～15cm。甘草、孜然共生期间尽量不灌水，孜然收获后立即灌头水，如干旱严重，可在5月初灌水1次[5]。

四、甘草与孜然混作套种玉米

该技术主要适用于新疆和甘肃河西走廊一带的甘草、孜然和玉米种植区域，主要参考了甘肃瓜州地区甘草与孜然混作套种玉米的相关种植技术。

4月下旬至5月上旬将甘草和孜然按2∶1的比例混合，采用1.45m宽的农膜进行机械半膜覆盖混合穴播，玉米人工点播。甘草与孜然混播带1.2m，按行距15cm、株距10cm混播8行，甘草播量每公顷45～60kg，孜然播量每公顷22.5～30kg；玉米带0.3m，种1行，株距30cm，点播在每幅地膜的边上，播量每公顷22.5kg，甘草与孜然播种深度不得超过2～3cm，每穴3～5粒，播后覆砂压实。

孜然最佳采收期在6月下旬至7月上旬，当孜然茎秆呈淡绿色、籽粒呈青黄色时；

玉米苞叶发黄，籽粒变硬后及时采收；甘草生长到第3年开始采收，春季采收应在甘草未发芽前，秋季采收应在10月下旬[6]。

还有一些其他植物可与甘草套种，如文冠木、沙棘等均可与甘草套种，是集生态效益、社会效益、经济效益为一体的好技术。

第四节　采收与加工

一、采收

1. 茎叶刈割

甘草地上茎叶常作为家畜的优质饲草，在营养最佳时期刈割，利用率最高，但刈割地上茎叶要在不影响地下根正常发育的情况下进行。当年育苗地和直播地种植的甘草，秧苗高30cm以上，可在霜冻前刈割1次，留茬不低于5cm，如果秧苗生长不足15cm，最好不刈割，带秧越冬。生长第2年后的甘草，茎叶生长旺盛，可在现蕾至开花期刈割第一茬草，此次留茬要高，在霜冻前刈割第二茬草，此时可刈割全株，以增加生物产量。人工种植的甘草，如果要采收种子，只能刈割1次草。

2. 种子采收

甘草主要靠种子繁殖，进行人工栽培时必须年年采种。为保证种子成熟度一致，在开花结荚期摘除靠近分枝梢部的花或果，即可获得大而饱满的种子。为增加采收量，最好在开花初期喷防虫农药，减轻豆象和种子小蜂的危害。采种应在荚果脱绿变色，80%呈黄褐色，种子成熟坚硬时采。采收荚果晒干后，滚压脱壳，去除杂质，风选净种。种子入库前需晾晒，使含水量小于7%，如果种子遭受虫害严重，入库前最好用碾米机处理1次，把虫蛀的坏种子打碎清理出去，并在贮藏的种子中加入防虫药剂。

3. 药材采收

甘草主要成分是甘草酸和甘草苷。甘草酸含量随生长季节变化而变化。甘草酸含量秋草大于春草，春草大于夏草，夏季是甘草生长旺季，甘草酸含量低，不宜采挖，春季解冻之后、发芽之前可采挖，但秋末至冬初茎叶枯黄后采挖的甘草，其根部物质积累最丰富，质坚体重、粉性足、甜味浓。因此，春季采挖在4月初土壤解冻后；秋季采挖则在10月初冻土前，通常在秋末10月中旬至11月上中旬，地上茎叶枯萎时采挖最佳。

甘草酸含量与生长年限密切相关，栽培直播甘草一般生长3～4年采收，育苗移栽一般生长2～3年采收，人工直播栽培的三年生甘草秋季采挖供药用最佳。甘草采挖前，可先割去茎叶，采用斜栽或平栽的甘草，可沿行两侧进行采挖；直播甘草应顺着根系生长方向深挖，尽量不刨断根，不伤根皮，待根茎露出地面30～40cm后，用力拔出。采挖时可使用甘草掘苗犁或甘草专用犁，栽培甘草机械化最佳采挖深度40～50cm。

秋季采挖时要采挖够等级的根，把根头直径0.5cm以下的不够等级的根保留，春季即可萌发新芽，形成新的甘草植株；或把根全部刨出来，把不够等级的挑出来作为甘草移栽苗；或将根剪成长10～15cm，带有2～3个芽眼的小段，埋入土中，采用假植的办法保存越冬，保持甘草连续生长，不留空地。

甘草挖出后除去残茎、泥土，不要用水洗，趁鲜分出主根和侧根，去掉芦头、须根、支杈，依据直径大小加工成规定的长度，捋直后置通风干燥处，晾至折断有松脆声即可捆成小把，再晒至全干，按等级分别剪切修整，扎成大捆保管，勿曝晒，加工时做到皮净身干，单条顺直，两头见刀，口径整新，根茎分拢，按类归等（图3-9）。

二、加工

1．产地加工

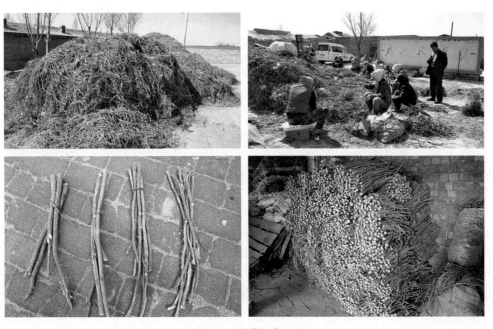

图3-9　甘草初加工

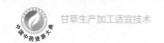

（1）内蒙古产地加工

内蒙古产地加工工艺主要有：净草—分级—晾晒—洗草—切片—烘干—包装。

内蒙古产地加工的甘草一般不进行去皮处理，按照《中国药典》2015年版的规定晒干，实际生产过程中通常需要堆垛晾晒2～3个月，然后洗草，彻底洗掉泥砂等杂质，再在蒸笼里蒸10～20分钟，然后按照不同规格切成圆片或斜片，切片晒干或烘干后用风力把切片中的灰尘、草渣粉末吹掉，按要求分装，包装袋注明重量、级别等。

（2）新疆产地加工

新疆产地加工工艺主要有：净草—洗草—闷草—切草—晾晒（烘干）—选片—分级包装。

新疆产地加工甘草时分为去栓皮甘草和不去栓皮甘草两种。干燥时与《中国药典》2015年版规定的传统晒干不同，新疆采用烘干方式进行干燥。冬季需要先蒸草，同时对切片要进行烘干。圆片甘草需蒸草10分钟左右，斜片甘草需蒸草3～10分钟，烘干一般10～12分钟。切片晒干或烘干后用风力切片中的灰尘、草渣粉末吹掉，然后进行过筛选片分级，分级以后按要求分装，包装袋注明重量、级别等。

2. 商品甘草的加工

安国古称祁州，是我国最大的中药材集散地，素以"药都"和"天下第一药市"享誉海内外。甘草在安国的加工主要是根据客户需要，分为去栓皮甘草和不去栓皮甘草两种。

安国产地加工工艺主要有：洗草—分级—切片—烘干—鼓风—包装。

分类后直接趁鲜切片：将挖取的甘草根去掉泥土（严禁用水洗），趁鲜用利刀将支根从靠近主根部削下，然后用铡刀把甘草根的根头贴根铡下，把根条按直径大小分成等级。干货粗头直径在1.5cm以上者为一等品，0.5～1.5cm的为二等品，粗头直径小于0.5cm的放入毛草之中。加工一等品、二等品的甘草，其根条应大于17cm，长者可达117cm。然后进行切片并将切片烘干，烘干到切片中保持10%～15%含水量。切片烘干后把切片中的灰尘、草渣粉末吹掉，按要求分装，包装袋注明重量、级别等。

3. 甘草饮片的加工

将甘草主根用圆片机切成圆片（直片、圆丁片）或斜片机切成斜片（柳叶片），即为通常的甘草饮片，可入药房配药使用。无论圆片还是斜片它们的共同原料都来自原草（将甘草从土中挖出后，除去泥土、枝叶的甘草根）。将采集的原草经过剁、切、剪进行分类，即在原草新鲜状况下，剁切掉过于纤细的须根和支根和受过冻伤、损伤、霉烂的部分，再将原草分类加工成条草、毛草、节草和疙瘩头。毛草、疙瘩头通常用于切圆片或做药厂深加工原料；条草、节草多用于切斜片。

（1）圆片加工　加工圆片最好选在夏秋季节，以便充分利用光热条件降低成本。

圆片的加工工艺主要有以下步骤：净草—洗草—闷草（蒸草）—切草—晾草—吹草—选草—包草。

将毛草、疙瘩头中的泥块石子、树枝、霉烂草等杂质挑出（净草）；然后把甘草泡入水池中4~5小时，洗掉甘草上黏附的泥砂，同时使甘草吸水软化（洗草）；捞出堆放在塑料布上，用黑色塑料布把甘草堆包起来并压严，这样放置3~4小时后，甘草变得很柔软（闷草）；接着进行切草，在切草时应注意，勤磨勤换刀片，经常调校刀片与刀盘的间隙，每次适量少加勤添甘草，圆片厚度要求0.25~0.35cm（切草），圆片机可选履带式切药机，一般每个工作日可切600~1000kg圆片；然后进行晾晒，切片要用木铲等钝器勤翻，一定要晾晒干透（晾草）；如果是冬季，闷草、切草的方法不适用，要进行蒸草，同时对切片要进行烘干，蒸草时间10分钟左右，烘干一般10~12分钟（蒸草）；切片晒干或烘干后用风力（自然风或鼓风机等）吹两遍，尽量把切片中的灰尘、草渣粉末吹掉（吹草）；最后对甘草过筛选片分级，分成大、中、小三种圆片，即大片直径2~3cm，中片1~2cm，小片1cm以下（选草）；分级后按要求分装，包装袋注明重量、级别等（包草）。

（2）斜片加工　斜片的加工工艺主要有以下步骤：净草—回潮—蒸草—切草—晾草—烘草—选草—包草。

彻底洗掉甘草上携带的泥砂等杂质，尤其是冬季，泥砂冻黏在甘草上很结实，如果洗不干净，就会污染切片，影响色泽，损坏刀片，而且也不卫生（洗草）；甘草洗后对甘草进行回潮，使水分浸入甘草中，使甘草吸水软化，回潮时间长短与环境温度和湿度相关，温度应控制在20℃以上（回潮）；将条草放于敞口的铁箱或木箱中，底部通入蒸汽，上面遮盖能够透气的麻袋等物，一般蒸草3~10分钟，蒸的时间太久，切片会发黑，色泽不好看，蒸的时间太短，甘草太硬，切片时会损刀锋和加大碎草量，甲、乙、丙、丁级草的蒸草时间各不相同（蒸草）；切草时要少加勤添趁热切，常选用立式切片机，切片时要不断地向刀片喷水，通常用雾化喷头向刀片喷水或用医用输液管向刀片滴水，防止甘草切制中因摩擦受热黏刀（切草）；如果夏秋季切片，直接晾晒即可，如果冬季切片，要对切片进行烘干（晾草）；最好用专用机械烘干，烘干的时间与火候是关键，可通过手感和观察温度来确定烘干时间长短（烘草）；斜片干透后即可选片，先将黑色、残缺、毛边片拣出，对稍有破损的好片加以修剪，按标准分级，斜片厚度0.3～0.35cm，长5～7.5cm，分甲片（宽度1.9～2.4cm）、乙片（1.4～1.9cm）、丙片（0.9～1.4cm）、丁片（0.7～0.9cm）四个等级，残缺片、刀口粗糙色泽不鲜黄的列为次片（选草）；选片后即可分别包装，注明重量、等级、厂名、厂址等（包草）。

三、包装与贮藏

一般为外包麻布的压缩打包件，每件50kg，贮藏于干燥通风处，商品安全水分12%～14%。

甘草易遭虫蛀，发现虫蛀可用磷化铝等熏杀，甘草生产基地可采用密封抽氧充氮养护。

甘草易霉变，空气湿度过大，甘草表面一发生霉斑或白色和绿色菌丝。控制含水量小于14%，环境相对湿度小于80%，包装密封良好，发现霉变及时将甘草放在阳光下暴晒或采用化学熏蒸，用10 000∶1的荜澄茄挥发油，密封熏蒸6天，真菌含量

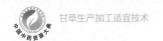

减少。

贮藏期应定期检查，消毒，常通风，保持环境整洁、干燥。

甘草有效成分随贮藏年限的延长而递减，甘草的贮藏期不宜过长，存放时间越长，药效成分损失越大，最好是随挖随卖、随收随卖。

参考文献

［1］吴敬峰，贾晓光，李珺珂，等. 新疆甘草规模化种植与现代农业技术的应用［J］. 中国现代中药，2011，（7）：12-13.

［2］周旺才，陈贵红. 新疆乌拉尔甘草栽培技术［J］. 农业科技与信息，2004，（5）：46.

［3］韩乃勇，闫振杰，丁逸，等. 甘草套种黄豆栽培技术［J］. 农村科技，2005，（3）：5.

［4］程为风. 金银花套种甘草一举两得［J］. 农家科技，2009，（7）：21.

［5］王海军. 当年甘草套种孜然高培技术［J］. 甘肃农业科技，2012，（5）：57-58.

［6］张彩云. 瓜州县甘草与孜然混作套种玉米高效栽培技术［J］. 甘肃农业科技，2015，（4）：84-85.

第**4**章

甘草药材质量评价

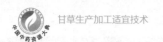
第一节 本草考证与道地沿革

本草考证，是从古代医药学典籍着手对中药材的名称、原植物、产地、性状、质量评价、炮制方法、药性与功效主治等方面的调查研究。本草考证不是简单地对古籍资料的文章堆砌，而是要从生产实际出发去发现问题，从古代本草资料中找到其发展脉络，寻求其历史原因，并提出去伪存真的正确合理见解。道地沿革属于本草考证的范畴范围内，重点是探究中药材的道地产区的变迁情况。对甘草药材的本草考证与道地沿革研究，有助于我们弄清甘草的名称、原植物、道地产地等相关本草信息，更好地指导目前的科学研究、临床用药和现代化生产。

一、甘草的名称考证

甘草为常用中药，在我国最早的本草学著作《神农本草经》中将其列为上品。因味甘甜而得名，"一名美草，一名蜜甘"，又名国老，蜜草、蕗草、棒草、甜草、粉草、灵通、主人、偷蜜珊瑚肉、大苦、霝（同"零"）等。其中以国老之名最为著名，该别名首次出自魏晋南北朝医学家陶弘景的《名医别录》"此草最为众药之主，经方少而不用者，犹如香中有沉香也，国老即帝师之称，虽非君而为君所崇，是以能安和草石而解诸毒也"。而甄权在《药性论》中载"诸药中甘草为君，治七十二种乳石毒，解一千二百余种草木毒，调和众药有功，故有国老之号"。李时珍曰"甘草外赤中黄，色兼坤离，味浓气薄，资全土德，协和群品，有元老之功"。我国早期著

56

作《尔雅》中提及"大苦"即甘草，尚志钧先生对此进行了考证，认为宋代掌禹锡著《嘉祐本草》中引用《尔雅》注，将"苓""蘦"均解释为甘草是有误的，可见我国早期本草著作中甘草名称混乱，并非同一物种，在汉代以后本草著作中对甘草的认识才达到统一[1]。

二、甘草的原植物考证

北宋苏颂等编撰的《图经本草》载："春生青苗，高一二尺，叶如槐叶，七月开紫花似奈冬，结实做角子如毕豆。根长者三四尺，粗细不定，皮赤色，上有横梁，梁下皆细根也。"这里对甘草的植物形态描写十分形象，在宋代一尺约为31.68cm，由此可见甘草高度30～60cm，叶、花、果的特征为豆科植物，根茎横走，根较长，外皮赤色。《重修政和经史证类备用本草》中引用《本草衍义》："叶端微尖而糙涩，似有白毛。实作角生，如相思角，作一本生，子如小扁豆，齿啮不破。"这里进一步对甘草的叶片和种子的形态做出了细致描述。清《植物名实图考》载"梦溪笔谈谓甘草如槐而尖，形状极准"，并纠正了前人对甘草蔓生，叶似荷的植物形态的描述。将《图经本草》《植物名实图考》《本草蒙筌》《本草纲目》与《全国中草药汇编》（第一版）中的甘草原植物墨线图进行比较得知历史上所用甘草为乌拉尔甘草[1]。

三、甘草的道地沿革

甘草由于用药历史悠久，历代本草对其产地均有记载，而历代本草对甘草产地的记载并不相同。《诗经·唐风·采苓》"采苓采苓，首阳之巅"，"苓"在各类诗经注解中均注释为甘草，"首阳"应为现今山西永济市南，但从甘草的名称考证来看，当时人们对甘草品种认识可能与现在有所不同。关于甘草的产地，《名医别录》载"生河西川谷，积沙山及上郡"，汉代河西即今甘肃敦煌、武威地区，积沙山即今甘肃临夏积石山，上郡即今陕西省北部榆林地区及内蒙古鄂尔多斯左翼之地。陶弘景《本草经集注》中载"河西上郡不复通市，今出蜀中，悉以汶山诸夷中来。赤皮断理看之坚实者，是抱罕草，最佳。抱罕乃西羌地名……青州兼有而不如"，抱罕即今甘肃河西一带，青州在汉代指山东地区，说明南北朝时所用甘草以甘肃所产抱罕草为优。北宋苏颂《图经本草》载甘草"生河西川谷，积沙山及上郡，今陕西、河东州郡（指黄河以东山西境内）皆有之"。明《本草品汇精要》中称甘草以山西庆州者最胜。明刘文泰《本草品汇精要》中提到明甘草道地产区"山西隆庆州者最胜"，即今北京延庆县，因未见其他本草记载产于北京者质量佳，推测隆庆州很有可能是当时甘草集散地。清吴其浚《植物名实图考》载"余以五月按兵塞外，道傍辙中皆甘草也。闻甘凉诸郡（甘州今甘肃张掖，凉州今甘肃武威、民勤一带）尤肥壮，或有以为杖者"。清《药物出产辨》载"产内蒙古，俗称王爷地（内蒙古阿拉善左旗）"。《本草从新》载"大而结者良，出大同名粉草，弹之有粉出，细者名统草"。

《宋史地理志》《太平寰宇记》《元丰九域志》中记载河东路（今山西境内黄河以东），并州（今山西太原），潞州（今山西长治），府州（今陕西榆林地区），丰州（今内蒙古准格尔旗地区）贡甘草；永兴军路（今陕西大部分地区和河南、甘肃部分地区），环州（陕西长武地区），邠州（陕西彬县），宁州（甘肃、陕西的东西边界）贡甘草；秦凤路原州（今甘肃镇原地区），德顺军（今甘肃静宁），兰州、岷州（甘肃岷县）贡甘草。《千金翼方》提到并州（山西太原），岐州（陕西岐山），瓜州（甘肃酒泉）贡甘草。《新唐书·地理志》载"灵州灵武郡（宁夏灵武），大都督府。土贡红蓝、甘草……"，并在该书中分别提到"太原府太原郡，本并州、朔州马邑郡、岷州和政郡、洮州临洮郡土贡甘草"。《元和郡县志》对甘草的产地记载为"甘州（甘肃张掖地区）或言地多甘草，故名"，并有"九原县（内蒙古杭锦旗），本汉之广牧旧地，其城州隋间俗谓之甘草城，今榆林府西北河套中"的记载。

根据甘草产地考证得出河西之陕西、甘肃、宁夏和河东之山西、山东均产甘草，其中今山西汾阳（汾州）、陕西榆林地区（宋代府州）甘草较为出名，故而从产地变迁分析，甘草早先集中产于山东、山西、陕西、甘肃，逐步转移到现在的宁夏、内蒙古、新疆。这与我国疆土变迁与历史发展有一定关系，古代中原地区较为发达，西北部较为偏远，一方面中原地区的甘草资源易为人知，又因用药量大而资源消耗殆尽，另一方面西北地区人烟稀少，消耗较少，因而甘草资源得以不断扩增。清代唐容川以五行之理说明"甘肃地土敦浓……纯的土气之农，故深长且实也故生。虽生于西，而实得中土之气[1]。

四、甘草的质量评价考证

《本草经集注》"亦有火炙干者，理多虚疏。又有如鲤鱼肠者，被刀破，不复好。

青州兼有而不如。又有紫干草，细而实，乏时亦可用"，对甘草的外皮颜色、断面特征、形状特征做出了详细的描述。《图经本草》"根长者三四尺，粗细不定，皮赤色，上有横梁，梁下皆细根也。今甘草有数种，以坚实断理者为佳，其轻虚纵理及细韧者不堪用，为货汤家用之"，轻虚细韧的甘草品质不好，仅用于家用煲汤。《本草品汇精要》详细地记载了甘草的特征"根坚实有粉而肥者为好，类黄，皮粗而赤，皮赤肉黄"，补充了甘草外皮粗糙，根呈粉性，断面类黄色的特征。《本草纲目》"今人惟以大径寸而节紧断纹者为佳，谓之粉草。其轻虚细小者，皆不及之"。《本草述钩元》"大至径寸而结紧，横有断纹者佳"。《得配本草》"大而节紧断纹者为佳，谓之粉草"。《本草备要》"大而结者良"。《本草逢源》"中心黑者有毒，勿用"。《本草原始》"今甘草有数种，其坚实断理，粗大者佳。其轻虚纵理反细勒者不堪"，提出甘草以粗壮、表面紧致、断面有纹理、质地坚实者质量为佳，这与现在从性状方面判断甘草质量优劣一致。从"赤皮断理"和"紫干草"也可推断古代所用甘草皆为乌拉尔甘草。

五、甘草的炮制方法考证

在历代本草中，有关甘草炮制方法记载内容较多，有净制，有不用辅料的火炙法，也有用不同液体辅料炮制的方法。

在对甘草的净制考证中发现《雷公炮炙论》中提到"去头尾"，《图经本草》中提到"去芦头及赤皮"，《本草品汇精要》中提到"去芦头及赤皮"，多种本草著作中均提到去芦头（除去甘草根茎的上端，刮去赤皮），此净制方法与现代去皮后的甘草（粉草）的加工方法相一致。

孙思邈《备急千金要方》"凡用甘草、厚朴、枳实、石南、茵芋、藜芦、皂荚之类，皆炙之"，《太平惠民和剂局方》甘草"剉，炒"，《普济方》在消风散中提出甘草"炙紫色"，《日华子本草》中提出甘草"入药炙用"，以上所出现的"炙"推测皆指不加辅料烘烤。《雷公炮炙论》中对甘草的炮制记载有"用酒浸蒸"，"用酥七两涂上"说明甘草在炮制时可用酥炙、酒蒸，酥炙在现代中药炮制中指对药材加热，使之达到酥软而不焦糊的程度，但显然"酥七两"是一种液体辅料，据考证是一种奶制品，此种炮制方法在后世著作中未记载。《肘后备急方》中有"姚方蜜煎甘草"的记载，《千金翼方》中阴病治疗中提及"蜜煎甘草，涂之即瘥，大良效"，明代的《炮制大法》则要求"切片用蜜水拌炒"。此外，明代的《先醒斋广笔迹》，清代的《成方切用》都提到了"去皮蜜炙"。《圣济总录》"盐水浸炙黄"，《三因极一病症方论》中用"盐汤浸炙"。《证类本草》引用《经验方》"炙，擘破，以淡浆水蘸二三度，又以慢火炙之"，《本草纲目》中甘草条目附方中有多种甘草的炮制方法，用蜜水炙、猪胆汁浸五日，并指出至熟刮去赤皮，或用浆水炙熟。《得配本草》"和中补脾胃，粳米拌炒，或蜜制用"。

甘草的炮制方法在历史上有多种记载，如剉、炒、酥炙、酒蒸、浆水炙、粳米拌炒、蜜水炙、盐水炙、猪胆汁浸等，其中所用辅料及加工炮制方法多样。目前，甘草的炮制方法主要为蜜制，其他炮制方法在应用过程中并未传承使用。有文献记

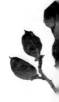

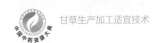

载甘草蜜制最早记载于《千金翼方》中，但经过考证，蜜制方法最早出现在《肘后备急方》中治疗男子阴疮损烂[1]。

六、甘草的药性和功效考证

《神农本草经》记载甘草"味甘，平"，北宋寇宗奭认为甘草"入药需微炙，不尔，亦微凉"，《药鉴》记载甘草"气平，味甘"，《药性赋》记载"甘草和诸药而解百毒，盖以性平"，《药品化义》记载甘草"生凉炙温"，可见甘草药性研究上有继承和发展，到现代对甘草"性平"的药性达成统一。

甘草有多方面作用，《神农本草经》中甘草"主治五脏六腑寒热邪气，坚筋骨，长肌肉，倍力，金创，解毒"。《名医别录》首次提及"解百药毒，安和七十二种石，一千二百种草"。唐、宋历代本草皆引用或沿用《神农本草经》《名医别录》之说，可见我国古代对甘草的应用较为成熟。汉代张仲景对甘草应用极广，但仅甘草汤、桔梗汤两方用生甘草，其余诸方皆用炙甘草，"生用则入少阴清热解毒，炙用则入太阴补中益气"。东晋时期葛洪在诸多方中用了甘草，其中生甘草应用多于炙甘草，生甘草主要用于寒疝绞痛、伤寒咽痛、恶疮疥癣、羸弱、大病后多虚汗、除臭香体、解诸药毒、食物中毒；炙甘草则用于卒心痛、虫鼠诸瘘、肺气喘咳，至唐代孙思邈在《千金翼方》中多用炙甘草，生甘草仅见于咽痛、小儿灼疮等清热解毒方。元代李东垣《脾胃论》提出"炙甘草甘温补脾养胃为臣"，"心火乘脾，须用炙甘草以泻火热，而补脾胃中元气"，并多次提及中满者去甘草而用，充分体现了炙甘草益元气补脾胃的作用。明代杜文燮《药鉴》提出甘草"气平味甘，阳也。入足厥阴太阴二经。生用则寒，炙之则温"，并提出"梢子生用，取茎中之痛。胸中积热，非梢子不能除。节治肿毒，大有其功。养血补胃，身实良方"，此为首次提出甘草根、茎节、茎梢分别药用，各有所长。《本草纲目》载"生用则气平，炙之则气温，其性能缓急，而又协和诸药，使之不争，故热药得之缓其热，寒药得之缓其寒，寒热相杂者，用之得其平"。孙思邈《千金方》论云"甘草解百药毒……有中乌头巴豆毒，甘草入腹即定，验如反掌"。清邹树著《本草疏证》载"《伤寒论》及乃诸方必合甘草，始能曲当病情也"，由以上记载可知甘草有调和诸药作用，又有解毒作用，因此在古方中，出现频率很高[1]。

第二节　药典标准

甘草的质量标准应符合《中华人民共和国药典》一部，2015年版[2]。

甘草为豆科植物甘草*Glycyrrhiza uralensis* Fisch.、胀果甘草*Glycyrrhiza inflata* Bat.或光果甘草*Glycyrrhiza glabra* L.的干燥根和根茎。春、秋二季采挖，除去须根，晒干。

1. 性状

甘草根呈圆柱形，长25～100cm，直径0.6～3.5cm。外皮松紧不一。表面红棕色或灰棕色，具显著的纵皱纹、沟纹、皮孔及稀疏的细根痕。质坚实，断面略显纤维

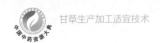

性，黄白色，粉性，形成层环明显，射线放射状，有的有裂隙。根茎呈圆柱形，表面有芽痕，断面中部有髓。气微，味甜而特殊。

胀果甘草根和根茎木质粗壮，有的分枝，外皮粗糙，多灰棕色或灰褐色。质坚硬，木质纤维多，粉性小。根茎不定芽多而粗大。

光果甘草根和根茎质地较坚实，有的分枝，外皮不粗糙，多灰棕色，皮孔细而不明显。

2. 鉴别

（1）本品横切面：木栓层为数列棕色细胞。栓内层较窄。韧皮部射线宽广，多弯曲，常现裂隙；纤维多成束，非木化或微木化，周围薄壁细胞常含草酸钙方晶；筛管群常因压缩而变形。束内形成层明显。木质部射线宽3～5列细胞；导管较多，直径约至160μm，木纤维成束，周围薄壁细胞亦含草酸钙方晶。根中心无髓；根茎中心有髓。

粉末淡棕黄色。纤维成束，直径8～14μm，壁厚，微木化，周围薄壁细胞含草酸钙方晶，形成晶纤维。草酸钙方晶多见。具缘纹孔导管较大，稀有网纹导管。木栓细胞红棕色，多角形，微木化。

（2）取本品粉末1g，加乙醚40ml，加热回流1小时，滤过，弃去醚液，药渣加甲醇30ml，加热回流1小时，滤过，滤液蒸干，残渣加水40ml使溶解，用正丁醇提取3次，每次20ml，合并正丁醇液，用水洗涤3次，弃去水液，正丁醇液蒸干，残渣加甲醇5ml使溶解，作为供试品溶液。另取甘草对照药材1g，同法制成对照药材溶液。再取甘草酸单铵盐对照品，加甲醇制成每1ml含2mg的溶液，作为对照品溶液。照薄层色谱法（通则0502）试验，吸取上述三种溶液各1~2μl，分别点于同一用1%氢氧化钠溶液制备的硅胶G薄层板上，以乙酸乙酯–甲酸–冰醋酸–水（15∶1∶1∶2）为展开剂，展开，取出，晾干，喷以10%硫酸乙醇溶液，在105℃加热至斑点显色清晰，置紫外光灯（365nm）下检视。供试品色谱中，在与对照药材色谱相应的位置上，显相同颜色的荧光斑点；在与对照品色谱相应的位置上，显相同的橙黄色荧光斑点。

3．检查

水分　不得过12.0%（通则0832第二法）。

总灰分　不得过7.0%（通则2302）。

酸不溶性灰分　不得过2.0%（通则2302）。

重金属及有害元素　照铅、镉、砷、汞、铜测定法（通则2321原子吸收分光光度法或电感耦合等离子体质谱法）测定，铅不得过5mg/kg；镉不得过0.3mg/kg；砷不得过2mg/kg；汞不得过0.2mg/kg；铜不得过20mg/kg。

有机氯农药残留量　照农药残留量测定法（通则2341有机氯类农药残留量测定—第一法）测定。含总六六六（α-BHC、β-BHC、γ-BHC、δ-BHC之和）不得过0.2mg/kg；总滴滴涕（pp'-DDE、pp'-DDD、op'-DDT、pp'-DDT之和）不得过0.2mg/kg；五氯硝基苯不得过0.1mg/kg。

4．含量测定

照高效液相色谱法（通则0512）测定。

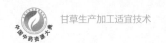

色谱条件与系统适用性试验　以十八烷基硅烷键合硅胶为填充剂；以乙腈为流动相A，以0.05%磷酸溶液为流动相B，按下表中的规定进行梯度洗脱；检测波长为237nm。理论板数按甘草苷峰计算应不低于5000。

时间（min）	流动相A（%）	流动相B（%）
0～8	19	81
8～35	19→50	81→50
35～36	50→100	50→0
36～40	100→19	0→81

对照品溶液的制备　取甘草苷对照品、甘草酸铵对照品适量，精密称定，加70%乙醇分别制成每1ml含甘草苷20μg、甘草酸铵0.2mg的溶液，即得（甘草酸重量=甘草酸铵重量/1.0207）。

供试品溶液的制备　取本品粉末（过三号筛）约0.2g，精密称定，置具塞锥形瓶中，精密加入70%乙醇100ml，密塞，称定重量，超声处理（功率250W，频率40kHz）30分钟，放冷，再称定重量，用70%乙醇补足减失的重量，摇匀，滤过，取续滤液，即得。

测定法　分别精密吸取对照品溶液与供试品溶液各10μl，注入液相色谱仪，测定，即得。

本品按干燥品计算，含甘草苷（$C_{21}H_{22}O_9$）不得少于0.50%，甘草酸（$C_{42}H_{62}O_{16}$）不得少于2.0%。

饮片

【炮制】　除去杂质，洗净，润透，切厚片，干燥。

甘草片　本品呈类圆形或椭圆形的厚片。外表皮红棕色或灰棕色，具纵皱纹。切面略显纤维性，中心黄白色，有明显放射状纹理及形成层环。质坚实，具粉性。气微，味甜而特殊。

【检查】　总灰分同药材，不得过5.0%。

【含量测定】　同药材，含甘草苷（$C_{21}H_{22}O_9$）不得少于0.45%，甘草酸（$C_{42}H_{62}O_{16}$）不得少于1.8%，

【鉴别】　同甘草《中国药典》标准鉴别项下其他项目（除横切面外）。

【检查】（水分、重金属及有害元素）同甘草药材。

【性味与归经】　甘，平。归心、肺、脾、胃经。

【功能与主治】　补脾益气，清热解毒，祛痰止咳，缓急止痛，调和诸药。用于脾胃虚弱，倦怠乏力，心悸气短，咳嗽痰多，脘腹、四肢挛急疼痛，痈肿疮毒，缓解药物毒性、烈性。

【用法与用量】　2～10g。

【注意】　不宜与海藻、京大戟、红大戟、甘遂、芫花同用。

【贮藏】　置通风干燥处，防蛀。

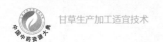

第三节　甘草的商品规格等级

　　药材商品规格等级，是中药市场交易过程中自然形成的一种标准，用来评价中药材质量优劣，影响着同种药材价格高低，对促进中药材"优质优价"，方便规范市场交易，以及对整个中药行业的发展具有重要意义。药材商品规格等级的制定，除了有助于实现甘草的"优质优价"，也对明确中药质量优劣，达到临床用药更加有效和精准的效果。药材商品规格等级制定对中医药事业有重要的影响。作为使用广泛，药用价值很高的药材，明确甘草药材的商品规格等级对甘草产业的发展十分重要。

　　过去，甘草规格等级众多。有专销出口的大草口、中草口（大草口直径3cm以上，中草口直径2.5cm以上，40～50cm长，条匀，皮细结，枣红色，肉色鹅黄，粉足，箱装）。又有杭盖红粉草、头路红粉草、二路红粉草；大草牛、中草牛、粉中草、单天草、双天草、匀条草，大、中、小草节等（草牛和天草较长，70～100cm，捆扎大把庄，大草牛直径2～2.5cm，中草牛直径1.5～2cm，草牛把内常夹杂有草节，单、双天草则少夹草节，单天草直径0.6～0.8cm，双天草直径1～1.2cm）。后又改为特级，1～4级红粉草，甲、乙、丙、丁级条草（长度达到25cm以上，两端整齐，单枝、顺直、中段直径0.8～2.4cm的甘草，其中，甲等条草的直径2.0～2.4cm，乙等条草的直径1.4～1.9cm，丙等条草的直径1.1～1.3cm，丁等条草的直径0.8～1.0cm），大、中、小节草（长度6～20cm，直径0.8～2.4cm的单枝草），毛草（甘草直径0.5～0.8cm，去残茎，不分长短），细毛草，疙瘩头（不分长短，直径大于2.4cm的甘草）等，另有一种为白粉草（刮皮甘草），即将皮色黑褐，体质结实者（胀果甘草）刮皮晒干而得，可见刀削痕。

目前，甘草商品一般分为东甘草和西甘草两种。东甘草，又名东草，指内蒙古东部及东北、河北、山西等地所产，一般未斩去头尾的甘草。如皮色好，又能斩去头尾，可列为西草。西甘草，又名西草，产于宁夏盐池，甘肃，内蒙古，青海，陕西，新疆等地者。以上两类草，主要以品质区分、不受地区限制。

根据国家食品药品监督管理总局、卫生部制定的药材商品规格标准，甘草分为西草、东草2个品别，西草又分为大草、条草、毛草、草节、疙瘩头5个规格，其中，条草有三个等级、毛草有两个等级，大草、草节和疙瘩头都只有统货一个等级，总共8个等级；东草分条草和毛草2个规格，条草有三个等级，毛草只有统货，总共4个等级[3]，具体的分级标准如下：

1. 西草

指内蒙古西部及陕西、甘肃、青海、新疆等地所产皮细、色红、粉足的优质甘草。不符合西草标准者可列为东草。

大草规格标准：

统货：干货。呈圆柱形。表面红棕色、棕黄色或灰棕色，皮细紧，有纵纹，斩去头尾，切口整齐。质坚实、体重。断面黄白色，粉性足。味甜。长25～50cm，顶端直径2.5～4cm，黑心草不超过总重量的5%。无须根、杂质、虫蛀、霉变。

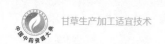

条草规格标准：

一等：干货。呈圆硅形单枝顺直。表面红棕色、棕黄色或灰棕色，皮拉紧，有纵纹，斩去头尾，口面整齐。质坚实、体重。断面黄白色，粉性足。味甜。长25～50cm，顶端直径1.5cm以上。间有黑心。无须根、杂质、虫蛀、霉变。

二等：干货。呈圆柱形，单枝顺直。表面红棕色、棕黄色或灰棕色，皮细紧，有纵纹，斩去头尾，口面整齐。质坚实、体重。断面黄白色，粉性足。味甜。长25～50cm，顶端直径1cm以上，间有黑心。无须根、杂质、虫蛀、霉变。

三等：干货。呈圆柱形，单枝顺直。表面红棕色、棕黄色或灰芝色，皮细紧，有纵纹，斩去头尾，口面整齐。质坚实，体重。断面黄白色，粉性足。味甜。长25～50cm，顶端直径0.7cm以上。无须根、杂质、虫蛀、霉变。

毛草规格标准：

统货：干货。呈圆柱形弯曲的小草，去净残茎，不分长短。表面红棕色、棕黄色或灰棕色。断面黄白色，味甜。顶端直径0.5cm以上。无杂质、虫蛀、霉变。

草节规格标准：

一等：干货。呈圆柱形，单枝条。表面红棕色、棕黄色或灰棕色，皮细，有纵纹。质坚实、体重。断面黄白色，粉性足。味甜。长6cm以上，顶端直径1.5cm以上。无须根、疙瘩头、杂质、虫蛀、霉变。

二等：干货。呈圆柱形。单枝条。表面红棕色、棕黄色或灰棕色，皮细，有纵纹。质坚实、体重。断面黄白色，粉性足，有甜味。长6cm以上，顶端直径0.7cm以上。无须根、疙瘩头、杂质、虫蛀、霉变。

疙瘩头规格标准：

统货。干货。系加工条草砍下之根头，呈疙瘩头状。去净残茎及须根。表面黄白色。味甜。大小长短不分，间有黑心。无杂质、虫蛀、霉变。

2. 东草

条草规格标准：

一等：干货。呈圆柱形，上粗下细。表面紫红色或灰褐色，皮粗糙。不斩头尾。质松体轻。断面黄白色，有粉性。味甜。长60cm以上。芦下3cm处直径1.5cm以上。间有5% 20cm以上的草头。无杂质、虫蛀、霉变。

二等：干货。呈圆柱形，上粗下细。表面紫红色或灰褐色，皮粗糙。不斩头尾。质松体轻。断面黄白色，有粉性。味甜。长50cm以上，芦下3cm处直径1cm以上，间有5% 29cm以上的草头。无杂质、虫蛀、霉变。

三等：干货。呈圆柱形，间有弯曲有分叉细根。表面紫红或灰褐色，皮粗糙。不斩头尾。质松体轻。断面黄白色。有粉性。甜味。长40cm以上，芦下3cm处直径0.5cm以上。间有5% 20cm以上的草头，无细小须子、杂质、虫蛀、霉变。

毛草规格标准：

统货。干货。呈圆柱形弯曲不上草。去净残茎，间有疙瘩头。表面紫红色或灰褐色。质松体轻。断面黄白色。味甜。不分长短，芦下直径0.5cm以上。无杂质、虫蛀、霉变。

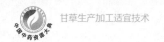

参考文献

［1］高晓娟，赵丹，赵建军，等. 甘草的本草考证［J］. 中国实验方剂学杂志，2017，23（2）：193-198.

［2］国家药典委员会. 中华人民共和国药典（一部）［M］. 北京：中国医药科技出版社，2015：86.

［3］国家中医药管理局编. 七十六种药材商品规格标准［S］. 北京：中华人民共和国卫生部，1984：4.

第5章

甘草现代研究与应用

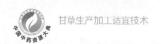

第一节　化学成分

甘草的化学组成极为复杂，包括三萜类、黄酮类和香豆素类和多糖类等[1]，甘草中的三萜类和黄酮类物质是甘草中最重要的生理活性物质，据报道从甘草中分离300多个黄酮类化合物、60多个三萜皂苷类化合物及15个多糖类成分[2]。目前，从甘草中分离出的主要化合物有甘草酸、甘草次酸、甘草苷、异甘草苷、新甘草苷、新异甘草苷、甘草素、异甘草素以及甘草西定、甘草醇、异甘草醇、7-甲基香豆精、伞形花内酯等上百种，这些成分和数量通常会随甘草的种类、种植区域、采收时间等因素的不同而异。甘草所含的多种化学成分中，主要成分有甘草酸、甘草苷等，甘草中甘草酸和甘草苷的含量，因其野生和栽培、产地不同、生长年限不同、采收期不同，其含量也不尽相同。杨瑞研究表明：甘草酸（包括18α-甘草酸和18β-甘草酸）在甘草中含量约3.14%，在胀果甘草中含量约1.94%，在光果甘草中约3.98%[3]；甘草苷在甘草中含量约2.08%，在胀果甘草中含量约0.27%，在光果甘草中约0.66%[4]。

一、黄酮类

黄酮类成分是一类具有C6—C3—C6基本母核的天然产物，广泛存在自然界，是一类重要的天然有机化合物。甘草黄酮是从甘草提取物中得到的一类生物活性较强的成分，据报道从甘草的地上部分、根及根茎共分离到133个黄酮类化合物，其中根及根茎共分离出84个化合物，以异黄酮和二氢黄酮类为最多[5]。

甘草中分离得到的黄酮类化合物的结构类型包括带有各种取代基的黄酮苷元和糖苷类化合物。黄酮苷元连接的取代基有：羟基、甲氧基、异戊烯基等。糖苷类化合物中，常见的是氧苷和碳苷化合物，糖的种类有葡萄糖、鼠李糖、阿拉伯糖、芹糖等。甘草黄酮类化合物中的异戊烯基和糖取代基一般不会同时存在于同一个化合物[7]。

甘草根及根茎中含有的黄酮类化合物包括：甘草苷元，甘草苷，异甘草苷元，异甘草苷，新甘草苷，新异甘草苷，甘草西定，甘草利酮，刺芒柄花素，5-O-甲基甘草本定，甘草苷元-4'-芹糖葡萄苷，甘草苷元7，4'-二葡萄糖苷，6，8-二葡萄糖基芹菜素（新西兰牡荆苷Ⅱ）、芒柄花苷，异甘草黄酮醇，异甘草苷元-4'-芹糖葡萄糖苷。还含有香豆素类化合物：甘草香豆素，甘草酚，异甘草酚，甘草香豆素-7-甲醚，新甘草酚，甘草吡喃香豆素，甘草香豆酮等。

甘草的叶含黄酮化合物：新西兰牡荆苷Ⅱ，水仙苷，烟花苷，芸香苷，异槲皮苷，紫云英苷，乌拉尔醇，新乌尔醇，新乌拉尔醇，乌拉尔宁，槲皮素-3，3'-二甲醚，乌拉尔醇-3-甲醚，乌拉尔素，槲皮素等。

甘草的地上部分分离得到的黄酮类化合物有：刺芒柄花素，黄羽扇豆魏特酮，乙型刺酮素B以及甘草宁A、B、C、D、E、L、M、N、O、P、Q、R、S、T、U、V。

二、三萜皂苷类

甘草中的三萜皂苷和苷元大多为齐墩果烷型五环三萜，三萜皂苷在甘草属植物中具有生理活性强、含量高等特点，甘草中共检测出了61个三萜类化合物，其中苷

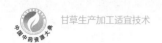

元45个[6]。甘草酸是齐墩果酸型三萜皂苷类的代表化合物，在甘草的根和根茎中含量很高，根中甘草酸含量最高，地下根茎中甘草酸含量次之，老根的甘草酸含量最高，根的直径与量成正比关系。甘草根及根茎中还含有一种甘草的甜味成分——甘草甜素，由1分子的18β-甘草次酸和2分子的葡萄糖醛酸结合生成的甘草酸的钾盐和钙盐。甘草根及根茎中所含其他的三萜皂苷还有：乌拉尔甘草皂苷A、B和甘草皂苷A_3、B_2、C_2、D_3、E_2、F_3、G_2、H_2、J_2、K_2等。

《中国植物志》将甘草属植物分为"甘草组"和"刺果甘草组"，根和根茎中是否含有甘草酸是分组的区分条件之一。由于甘草皂苷类衍生物成分的药理作用显著，以对于甘草皂苷类成分的研究主要集中在该方面，特别是对其甘草酸和甘草次酸的衍生物研究较多。

三、香豆素类

甘草中的香豆素类化合物包括简单香豆素、3-苯基香豆素、4-苯基香豆素和香豆苯醚。后三种属于其他香豆素类，从生源角度看，它们和异黄酮有相似的生物合成途径。甘草中分离得到的香豆素类有：甘草香豆素，甘草酚，异甘草酚，甘草香豆精-7-甲醚，新甘草酚，甘草吡喃香豆精，甘草香豆酮等。

四、多糖类

甘草多糖是甘草中除甘草黄酮、三萜类等之外的又一重要生物活性物质。甘草多糖UA、UB、UC为三种中性的具网状内皮活性的多糖，甘草多糖GR-2Ⅱa、GR-2Ⅱb、GR-2ⅡC和GPS为免疫兴奋作用的多糖等[6]。甘草多糖主要由鼠李糖、葡萄糖、阿拉伯糖和半乳糖组成。甘草多糖至少由三种主要核心结构组成：以葡萄糖为主链，α-（1，4）键连接的单一葡萄糖结构；以1，3-D-半乳糖组成一个主链，主链所有半乳糖单元的6位带有一个由α-1，5-连接的L-阿拉伯糖残基组成的侧链；以1，3-D-半乳糖组成一个主链，主链半乳糖某单元的6位带有一个由1，6-半乳糖残基组成的侧链分支。

五、其他成分

甘草除含有黄酮类、三萜皂苷类、香豆素类和多糖类化学成分外，还含有氨基酸、生物碱及少量的挥发性成分。如甘草根及根茎所含的生物碱有：5，6，7，8-四氢-4-甲基喹啉，5，6，7，8-四氢-2，4-二甲基喹啉，3-甲基-6，7，8-三氢吡咯并[1，2-a]嘧啶-3-酮，甘草地上部分所含的生物碱有东莨菪素。除此之外，还含甘草新木脂素，β-谷甾醇，二十三烷，二十六烷，二十七烷等[6]。

第二节　药理作用

甘草除具有解毒作用外，对呼吸系统、消化系统、免疫系统、神经系统、泌尿系统、生殖系统均有不同程度的作用，还具有抗病毒、抗菌、降血脂和抗动脉粥样

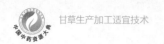

硬化等药理作用，其临床应用有广阔的前景。

一、解毒作用

甘草中所含的三萜类化合物（甘草酸盐、甘草酸、甘草次酸等）和黄酮类化合物（甘草苷、异甘草苷等）是与甘草的解毒作用密切相关的活性成分。甘草的解毒机制主要包括[8]：

1. 体外配伍和体内结合

甘草中某些成分能与生物碱、蒽醌、氨基酸、抗生素、金属离子等结合生成沉淀或极性较大而难以被胃肠道吸收的大分子络合物，从而实现甘草在体外配伍减毒的功效。

甘草酸水解后生成的葡萄糖醛酸可在体内结合有毒物质发生Ⅱ相代谢形成无毒的化合物后由尿排出体外，发挥体内结合解毒作用。

2. 糖皮质激素和肾上腺皮质激素样作用

甘草酸盐类对肝脏类固醇代谢酶有较强亲和力，能阻碍皮质醇与醛固酮的灭活，显示出明显的抗炎、抗过敏及保护细胞膜结构等糖皮质激素效应，这也是甘草解毒的一个重要方面。

甘草酸盐类能抑制肾上腺皮质激素在肝脏的代谢，增强肾上腺皮质激素样作用，从而增强机体对毒物的耐受和加强毒物自身的代谢，达到解毒的目的。

3．减少细菌内毒素和外毒素产生

甘草能直接抑制多种细菌的生长，减少细菌毒素的产生，并对细菌产生的毒素有一定的解毒作用。

4．调节肝脏CYP3A酶活性

甘草可调节肝脏CYP3A酶活性，抑制毒物的活化，诱导毒物的代谢，起到解毒的作用。

5．诱导P-糖蛋白的功能和表达

甘草可通过诱导P-糖蛋白的功能和表达，促进细胞内毒物的外排，从而达到解毒的目的。

6．缓解中毒症状

甘草中的黄酮类成分具有解痉作用、抗心律失常以及抗神经细胞凋亡作用，可以对抗或缓解中毒症状。

二、对呼吸系统的作用

甘草及其提取物具有镇咳、祛痰、平喘、肺保护及抗呼吸道病原体等作用，甘草酸、甘草次酸和甘草所含的黄酮类成分是甘草对呼吸系统作用的活性成分。甘草的镇咳作用是通过中枢产生的，甘草次酸是镇咳作用最强的成分。甘草能促进咽喉支气管的腺体分泌，把浓痰稀释，使痰容易咳出，而呈现祛痰作用[9]。异甘草素能显著延长组胺-乙酰胆碱气溶胶引起豚鼠跌倒潜伏期，抑制静脉注射组胺引起的肺溢流

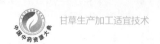

增加，发挥平喘功效[10]。甘草黄酮对急性肺损伤具有保护的作用，可以改善肺部炎症细胞浸润、间质水肿等组织学变化[11]。甘草及其多种有效成分在体外有抗葡萄球菌、链球菌、流感嗜血杆菌、枯草杆菌、变形杆菌、肺炎克雷伯菌、军团杆菌、卡他莫拉菌等多种呼吸道病原菌的作用[12]。

三、对消化系统的作用

临床应用甘草粉、甘草浸膏、甘草次酸和甘草总黄酮治疗胃溃疡均有较好的疗效。甘草次酸类药（生胃酮）被欧洲列为上消化道溃疡的治疗药物[13]。复方甘草酸苷对肝细胞的增殖具有明显的促进作用，有效保护乙醇诱导肝细胞损伤[14]。甘草中所含的三萜类（甘草酸）和黄酮类物质是甘草抗溃疡的两大主要活性成分，甘草有抗溃疡、保护溃疡面、解除平滑肌痉挛、抗炎及抗过敏等多方面作用[15]。甘草总黄酮是甘草有效的解痉成分，甘草煎剂、甘草流浸膏、甘草总黄酮、甘草素、异甘草素，对离体肠管有明显的抑制作用，肠管处于痉挛状态时，则有明显的解痉作用，其中以黄酮中的异甘草素作用最强，异甘草素能非竞争性地抑制乙酰胆碱引起的收缩。芍药甘草汤具有柔筋舒挛、缓急止痛的作用[16]。

四、对免疫系统的作用

甘草酸、甘草多糖、甘草LX（一种非甘草次酸的苷元糖蛋白）具有免疫抑制作用。甘草酸单胺可使脾脏PGE2和cAMP量显著增加，这可能是甘草酸类制剂免疫调节作用途径之一。甘草及其活性成分能提高吞噬细胞的吞噬功能、调节淋巴细胞数量与功能、抑制IgE抗体形成、抗炎症介质及前炎性细胞因子，有抗炎、抗变态反应的药理活性[17]。

甘草的黄酮类、三萜皂苷类以及多糖类都有抗肿瘤作用，主要通过诱导肿瘤细胞凋亡，抑制肿瘤生长和转移等方式起到抗肿瘤作用，甘草素还能降低抗癌化学药物的毒副作用。甘草中的黄酮类成分是广谱抗肿瘤活性成分，其中异甘草素、异甘草苷、甘草查耳酮A、查耳酮E、甘草素、光甘草定、光甘草素和甘草醇等8个黄酮类成具有抗肿瘤作用[18]。

甘草中的黄酮类成分具有抗氧化效用，能够有效地对氧自由基进行清除，从而保护细胞膜免受损害，尤其是对缺血再灌注型的脑损害的保护作用尤为明显。甘草黄酮能够促使巨噬细胞产生细胞毒因子，以此来诱导杀伤肿瘤细胞[19]。

五、对神经系统的作用

甘草及其黄酮类化合物对神经元有保护作用，能对抗缺血再灌注引起的脑损伤，改善学习记忆和抗抑郁作用。甘草粗提物、异甘草素、甘草素、甘草查耳酮、光甘草定等黄酮类化合物具有神经保护作用，甘草及其黄酮类化合物的神经保护作用是其抗炎、抗氧化、抗细胞凋亡及抗胆碱酯酶、单胺氧化酶、环磷酸腺苷磷酸二酯酶等综合作用的结果[20]。

甘草所含的三萜皂苷类化合物中的甘草酸及其盐类，黄酮类化合物中的甘草苷

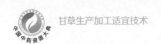

等均具有一定的保护神经的作用。而且比较多地体现在抗抑郁症、抗阿尔茨海默病及治疗脑缺血上[21]。

六、对泌尿系统的作用

甘草可改善被清除氧的自由基，少过氧化脂质，高机体抗氧化基因诱导的肾毒性和氧化损伤。

甘草酸和甘草黄酮类化合物通过降脂、降糖、抗氧化、直接对抗高浓度葡萄糖的氧化应激和醛糖还原酶活性，产生预防糖尿病并发症效应。

甘草增加肾小管对钠和氯的重吸收，而呈现抗利尿作用，其作用方式与去氧皮质酮不同，可能是对其肾小管的直接作用有关；甘草酸及其盐类对大鼠有抗利尿作用，钠排出量减少，钾排出量也轻度减少[22, 23]。

七、对生殖系统的作用

甘草酸、甘草次酸和甘草黄酮类化合物是甘草对生殖系统作用的活性成分。甘草酸和甘草次酸能抗生殖器官炎症和肿瘤；甘草黄酮类化合物属植物雌激素，可治疗痛经和生殖器官肿瘤。甘草及其活性成分在治疗非生殖系统疾病时一般很少产生生殖系统的不良反应，对生殖系统疾病也仅产生温和的治疗作用[24]。

八、抗病毒作用

甘草酸和甘草次酸，具有抗艾滋病病毒，抗疱疹病毒，抗人类免疫缺陷病毒，抗肝炎病毒，抗严重急性呼吸综合征冠状病毒，抗流感病毒等作用，具有干扰素诱导以及增加细胞活性等作用。除甘草酸和甘草次酸外，甘草多糖、甘草黄酮及其衍生物也具有较强的抗病毒作用，够明显抑制病毒的复制[25]。

九、抗菌作用

甘草醇提取物及甘草酸钠在体外对金黄色葡萄球菌，结核杆菌，大肠杆菌，阿米巴原虫均有抑制作用。甘草对革兰阳性球菌、革兰阳性芽孢杆菌、真菌和利什曼原虫疟原虫生长有较强有抑制活性，甘草中的黄酮类化合物是甘草抗菌抗原虫的主要活性成分。其中对耐药性金黄色葡萄球菌作用具有更大、更现实的中医临床意义[26]。

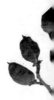

十、其他作用

甘草酸、甘草次酸、疏水性黄酮类化合物是甘草抗动脉粥样硬化的活性成分。甘草降血脂、抗氧化、抗炎和抗血小板聚集作用联合造就其抗动脉粥样硬化效应，而甘草的抗血小板聚集和凝血酶抑制所组成的抗血栓形成作用又可阻滞动脉粥样硬化的发展[27]。

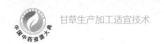

第三节 甘草的应用领域

一、医学领域

甘草作为"十方九草，无草不成方"的重要中药材，在医疗和制药方面有着广泛的用途。中医认为，甘草能补脾益气、清热解毒、祛痰止咳、缓急止痛、调和诸药。用于脾胃虚弱、倦怠乏力、心悸气短、咳嗽痰多、四肢疼痛、痈肿疮毒和缓解药物毒性等。能治疗消化性溃疡病如胃溃疡、十二指肠溃疡；能防治急慢性甲型、乙型、非甲乙型肝炎；支气管哮喘；肺结核；抑郁症；贝赫切特综合征（白塞病）（口、眼、生殖器综合征）；血栓性静脉炎；解食物中毒，减弱药物毒副作用；消炎抗菌；降血压、降血脂；抗病毒及抗非典型肺炎病毒；能预防艾滋病、高脂血症、皮肤癌、肝癌等；具有增强细胞免疫功能的作用。

二、食品领域

甘草提取物是很好的甜味剂、乳化剂和矫味剂。甘草提取物中的甘草甜素的甜味比蔗糖甜数十倍，具有低热值和保健功能，是较好的天然甜味剂。可以用于制作糕点、蜜饯和口香糖等。酱油、酱菜等腌制品和调味品中加入甘草甜素，可掩盖盐味，引出鲜味。甘草酸是一种天然乳化剂，可用于起泡沫的饮料及味浓性烈的甜酒生产中，能增加酒味中的香甜度；在面包、蛋糕、饼干等食品中应用，有疏松增泡、增加柔软性的效果。香烟中加入甘草能降低缓解烟毒，吐物清香。用甘草腌制的凉果，如话梅、话李、甘草榄、甘草金橘、甘草杏脯、甘草柠檬等，不仅甜味适口，而且可止咳化痰。甘草中提取出的黄酮类物质，有良好的抗氧化活性，为天然抗氧剂，用于食用油脂、油炸食品、饼干、方便面、速煮米、干果罐头、干鱼制品和腌制肉制品等[28]。

三、保健品和化妆品领域

甘草具有抗炎、抗过敏、抗菌、止痒、保湿、软化皮肤、防止产生头屑、生发护发等功效。日本化妆品制造业利用甘草的抗炎和助溶特性，研制出多种爽感、透明、黏着性和生理性效应俱佳的化妆品。甘草提取物可用于霜、膏、水、露、乳液、奶类和蜜类等所有化妆品和沐浴液，可以中和、减除或减少化妆品的有毒物质，也可以防止有些化妆品的变态反应，更适合高级的头发使用或皮肤使用化妆品[29]。

四、工业领域

生产甘草浸膏或75%甘草酸铵后的废渣，含大量有医用和经济价值的黄酮类化合物及少数的甘草酸。甘草废渣经处理后得到的浸渍液除可用于精制抗菌、抗氧化剂医用外，还可以用作石油钻井液的稳定剂及灭火器的泡沫剂，或作为配制杀虫剂的可湿剂、扩散剂、黏着剂；也可用来制造墨汁、皮鞋油。印染业利用它的渗透作用可使染色均匀、艳美。

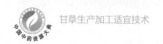

五、饲料及畜牧领域

甘草具有较强的固氮作用，可提高土壤肥力，且甘草茎叶中含有动物所需要的多种微量元素，适口性强，为一种优良的豆科牧草，现蕾前骆驼喜食其茎叶，绵羊、山羊也采食，收获的甘草茎叶是各种家畜较优质的饲草。采收后的甘草须根因和甘草有同等的药用价值，经过洗刷干净晾干后打粉，可作为动物的饲料添加剂；甘草经提取甘草甜素后剩余的残渣可作食用菌的培养基，进行食用菌生产。

参考文献

［1］赵艳敏，刘素香，张晨曦，等. 基于HPLC-Q-TOF-MS技术的甘草化学成分分析［J］. 中草药，2016，（12）：2061-2068.

［2］ZhengQY, Ye M. Chemical analysis of Chinese herbal medicine Gan-Cao（licorice）［J］. J Chromatogr A, 2009, 1216（11）: 1954-1969.

［3］杨瑞，李文东，袁伯川，等. 3种不同基原甘草中18α-甘草酸与18β-甘草酸的含量分析［J］. 药物分析杂志，2016，（6）：1065-1071.

［4］杨瑞，袁伯川，马永生，等. 3种不同基原甘草中4个主要黄酮类化合物的含量分析［J］. 药物分析杂志，2016，（10）：1729-1736.

［5］李薇，宋新波，张丽娟，等. 甘草中化学成分研究进展［J］. 辽宁中医药大学学报，2012，（7）：40-44.

［6］刘清华. 甘草的化学成分和药理作用的概述［J］. 中国中医药现代远程教育，2011，（13）：84.

［7］向诚，乔雪，叶敏，等. 利用数据库对甘草属植物化学成分的分类和分布分析［J］. 药学学报，2012，（8）：1023-1030.

［8］何丹，刘凤琴，李焕德. 甘草解毒作用研究进展［J］. 中南药学，2009，（12）：927-931.

［9］俞腾飞，田向东，李仁，等. 甘草黄酮、甘草浸膏及甘草次酸的镇咳祛痰作用［J］. 中成药，1993，3：32-33.

［10］叶晓宗，何艳玲，刘新贵. 复方甘草口服溶液止咳平喘祛痰的实验研究［J］. 今日药学，2009，9（12）：24-26.

［11］张佳莹，魏苗苗，初晓. 甘草黄酮对小鼠急性肺损伤保护机制的研究［J］. 中国农学通报，2012，8（8）：56-62.

［12］Feng YehC, Wang KC, Chiang LC, el. Water extract of licoricehad anti-viralactivity again sthuman respiratory syn cytial virusin human respiratory tract cell lines［J］. J Ethnopharmacol, 2013, 148（2）：466-473.

［13］田莉，曾斌芳，燕雪花. 甘草在消化系统和免疫系统的药理作用及临床应用［J］. 新疆中医药，2009，27（4）：91～93.

［14］肖亿. 复方甘草酸苷注射液对乙醇诱导肝细胞损伤的保护作用［J］. 医学导报，2013，2（7）：864-866.

［15］张明发，沈雅琴. 甘草消化系统药理研究进展［J］. 上海医药，2009，30（6）：264-267.

［16］祁增，郑炳真，刘金平，等. 甘草生物活性的研究进展［J］. 特产研究，2016，2：71-76.

［17］李青原，金玉姬，黄茜茜，等. 甘草及甘草提取物对各系统的作用概述［J］. 吉林医药学院学报，2014，35：139-144.

［18］张明发，沈雅琴. 甘草粗提物及其黄酮类成分的抗肿瘤作用［J］. 现代药物与临床，2010，2：124-129.

［19］张利. 甘草的药理作用及现代研究进展［J］. 中医临床究，2014，10：147-148.

［22］张明发，沈雅琴. 甘草及其有效成分的抗糖尿病药理作用的研究进展［J］. 抗感染药学，2015，（1）：1-5.

［23］张明发，沈雅琴. 甘草及其有效成分抗糖尿病并发症药理作用的研究进展［J］. 抗感染药学，2015，（3）：324-327.

［24］张明发，沈雅琴. 甘草及其活性成分对生殖系统药理作用研究进展［J］. 药物评价研究，2014，37（4）：367-374.

［25］蒲洁莹，何莉，吴思宇，等. 甘草属植物中三萜类化合物的抗病毒作用研究进展［J］. 病毒学报，2013，06：673-679.

［20］张明发，赵迎春，沈雅琴. 甘草及其黄酮类化合物的神经保护作用［J］. 抗感染药学，2013，（3）：170-175.

［21］高雪岩，王文全，魏胜利，等. 甘草及其活性成分的药理活性研究进展［J］. 中国中药杂志，2009，（21）：2695-2700.

［26］张明发，沈雅琴. 甘草抗菌和抗原虫药理研究进展［J］. 临床药物治疗杂志，2009，（2）：49-53.

［27］张明发，沈雅琴. 甘草抗动脉粥样硬化和抗血栓形成研究进展［J］. 西北药学杂志，2011，（3）：222-226.

［28］郑云枫，魏娟花，冷康，等. 甘草属*Glycyrrhiza L.* 植物资源化学及利用研究进展［J］. 中国现代中药，2015，（10）：1096-1108.

［29］王建国，周忠，刘海峰，等. 甘草的活性成分及其在化妆品中的应用［J］. 日用化学工业，2004，（4）：249-251.

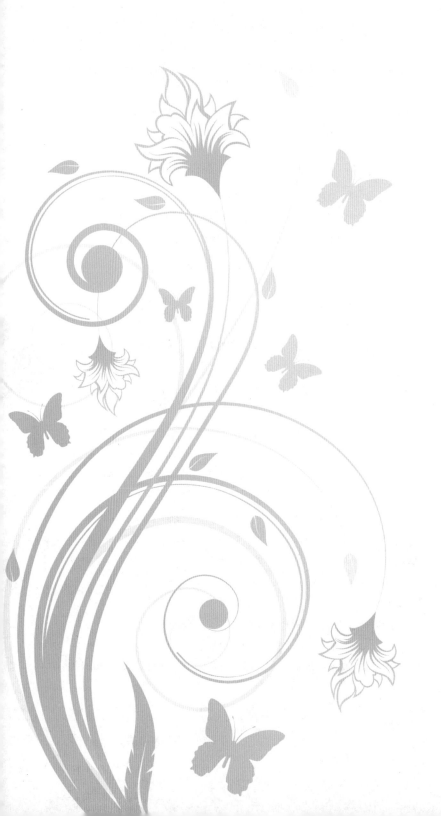

附　录

附表-1　计量单位表

法定计量单位	英文名称	中文名称
长度	m	米
	cm	厘米
	mm	毫米
	μm	微米
体积	L	升
	ml	毫升
	μl	微升
质（重）量	kg	千克
	t	吨
	g	克
	mg	毫克
温度	℃	摄氏度
试液的浓度	mol/L	摩尔/升
	mg/L	毫克/升
时间	d	天
	h	小时
	min	分钟

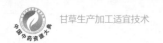

附表-2　术语说明表

千粒重	以克表示的一千粒种子的重量，是体现种子大小与饱满程度的一项指标，是检验种子质量和作物考种的内容，也是田间预测产量时的重要依据
生物学特性	是指植物生长发育、繁殖的特点和有关性状，如种子发芽，根、茎、叶的生长，花果种子发育、生育期、分蘖或分枝特性、开花习性、受精特点、各生育时期对环境条件的要求等
物候期	动植物的生长，发育，活动等规律与生物的变化对节候的反应，正在产生这种反应的时候叫物候期
初加工	对原料进行诸如清理、分级、分离、尺寸减小、混合和干燥等直接的、简单的加工处理过程
产地加工	在产地将鲜药初步加工，使之成为药材的过程
药材商品规格	是指反映中药材商品性质、品质等的一系列指标
药材商品等级	是中药市场交易过程中自然形成的一种标准，用来评价中药材质量优劣，影响着同种药材价格高低，对促进中药材"优质优价"，方便、规范市场交易，以及对整个中药行业的发展具有重要意义
基肥	在播种或移植前施用的肥料，供给植物整个生长期中所需要的养分，为植物生长发育创造良好的土壤条件
保墒	保持水分不蒸发，不渗漏，例如播种后地要压实，是为了减少孔隙，让上层密实的土保住下层土壤的水分
套种	在前季作物生长后期的株行间播种或移栽后季作物的种植方式